BASES GÉNÉRALES

ET PLAN

D'UN COURS DE MÉDECINE CLINIQUE.

Thèse présentée, le 11 juillet 1831, au Concours pour la Chaire de Médecine Clinique près la Faculté de Médecine de Paris.

PAR LÉON ROSTAN,

Membre de la Légion-d'Honneur, Médecin de l'Hospice de la Salpêtrière, Membre Adjoint de l'Académie Royale de Médecine de Paris, de l'Académie Royale de Médecine de Marseille, de la Société Médicale de Lexington, de l'Académie Impériale de Wilna, de la Société de Médecine de Liége, etc.

Segniùs irritant animos demissa per aurem,
Quàm quæ sunt oculis subjecta fidelibus.
(HORAT., *de Art. Poet.*)

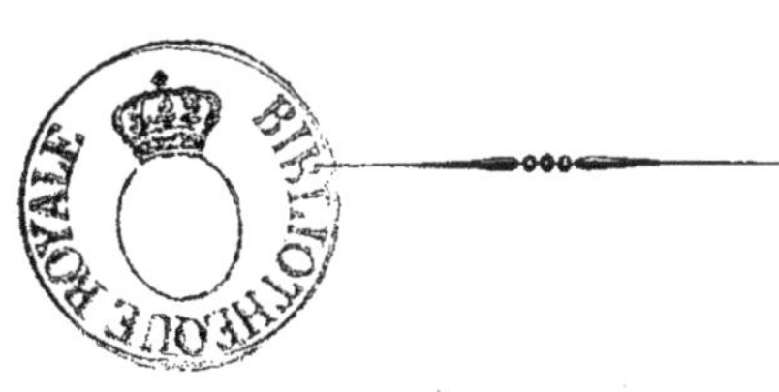

PARIS,
DE L'IMPRIMERIE DE RIGNOUX,
RUE DES FRANCS-BOURGEOIS-SAINT-MICHEL, N° 8.

1831.

JUGES DU CONCOURS :

Faculté...........	MM. DESGENETTES. BROUSSAIS. ANDRAL. DUMÉRIL. LEROUX. FOUQUIER. CHOMEL. ALIBERT.	Juges.
	DUPUYTREN. ROUX.	Suppléans.
Académie.........	LERMINIER. GUERSENT. RENAULDIN. MÉRAT.	Juges.

CONCURRENS :

MM. GAULTIER-CLAUBRY.
LOUIS.
GENDRIN.
ROSTAN.
BOUILLAUD.
ROCHOUX.
HUSSON.
PIORRY.

Un cours de clinique, où l'on traite des maladies telles qu'elles se présentent dans un hôpital, n'est guère susceptible d'un plan régulier, fixe, invariable, que l'on puisse tracer à l'avance, développer sur le papier. Les sujets qui s'offrent à l'observation sont, en effet, tellement divers, qu'ils ne sauraient se prêter que difficilement à un ordre quelconque. La nature est peu docile à nos divisions systématiques. Mais l'on peut exposer jusqu'à un certain point la *méthode* que l'on suit dans cette espèce d'enseignement. Je dis jusqu'à *un certain point,* car il est impossible de prévoir une multitude d'idées improvisées, inspirées par le sujet, qui naissent à chaque instant en présence de la nature. Comment transmettre aussi cet accent de conviction qui se communique aux auditeurs, ce geste, cette expression, ces tournures particulières qui attirent, captivent l'attention, éveillent l'intelligence, et font pénétrer l'instruction, pour ainsi dire malgré lui, dans l'esprit du disciple. Cette *manière* inhérente au professeur, qui le constitue, pour ainsi dire, en est inséparable, ne peut se faire connaître, se décrire, ni même se donner, se communiquer par l'exemple : elle naît et meurt avec lui. C'est ce talent qui fait toute la différence entre tel professeur et tel autre ; c'est ce talent qui, à instruction égale, donne tant de supériorité à celui qui le possède sur celui qui en est dépourvu. En effet, deux professeurs pourront suivre le même ordre, enseigner la même matière, traiter le même sujet, et l'un être un professeur distingué, et l'autre un professeur fort médiocre et fort ennuyeux.

Toutefois nous allons exposer autant qu'il nous sera possible la méthode que nous avons suivie pendant *quatorze ans* à l'hospice de la Salpêtrière.

BASES GÉNÉRALES

ET PLAN

D'UN COURS DE MÉDECINE CLINIQUE.

§ Ier.

SUPÉRIORITÉ DE L'INSTRUCTION DONNÉE PAR LES SENS.

L'instruction la plus solide, la plus sûre, la seule véritable, est sans contredit celle qui nous arrive par les sens. La nature, en nous donnant ces moyens d'apprendre, semble même nous avoir interdit toute autre source d'instruction. L'espèce de satisfaction que nous fait éprouver la certitude des notions acquises par l'usage des sens, le sentiment pénible qui résulte du doute que nous ressentons lorsque nous sommes privés de leur application, suffiraient seuls pour prouver cette incontestable proposition. Cette vérité, presque triviale, n'aurait pas besoin d'être démontrée, s'il ne s'était rencontré une secte entière, nombreuse, puissante de philosophes, qui, rejetant toutes les connaissances acquises par les sens, n'accordent quelque valeur qu'à celles qui naissent *à priori*, comme ils le disent. Mais puisque enfin cette vérité trouve des contradicteurs, dont on ne peut même nier la haute intelligence, essayons de la prouver par quelques exemples.

N'est-il pas vrai qu'un homme qui aura parcouru des régions lointaines, qu'un simple mousse qui aura fait le tour du monde, visité les deux Indes, connaîtront mieux la topographie de ces pays, que le plus savant géographe, s'il n'est jamais sorti de son cabinet. N'est-il pas vraiment risible qu'un savant célèbre ait osé faire la description de l'Afrique sans être jamais sorti de Paris? Et si par hasard cette description est exacte, à qui le doit-on, sinon à des gens qui, ayant habité, vu, exploré ces contrées, ont fourni les matériaux de cette description.

Qui pourrait être assez téméraire pour assurer qu'il connaît des lieux qu'il n'a jamais visités? Quel homme, après avoir étudié la meilleure description de Londres, ou de toute autre grande cité, se croira capable d'en parcourir, sans s'égarer, les innombrables rues? Et d'ailleurs cette description pourra-t-elle être faite par d'autres que par ceux qui auront habité ces villes?

On ne connaît que ce qu'on a vu; la description la plus exacte ne saurait remplacer l'application des sens. Elle ne peut d'ailleurs être faite que par celui qui a vu, ou sur les renseignemens fournis par celui-ci.

Peut-on devenir anatomiste avec des livres? Sans doute on pourra faire entrer dans sa mémoire tous les mots de cette science; il suffit pour cela de l'avoir très heureuse : mais saura-t-on autre chose que des mots? sera-t-on anatomiste? Mettez le scalpel à la main d'un tel homme, et vous verrez quel sera son embarras pour trouver l'organe le plus facile à découvrir. *Il faut voir pour connaître :* c'est sur le cadavre qu'on devient anatomiste.

La physique, la chimie, la botanique, ne peuvent s'apprendre avec des livres seuls; c'est dans les laboratoires, c'est en voyant expérimenter, c'est surtout en expérimentant soi-même, qu'on apprend les deux premières; la dernière ne peut s'apprendre que sur la nature.

Eh bien, de même pour la médecine, ce n'est qu'au lit du malade, ce n'est que sur l'homme mort qu'on peut l'apprendre.

Quelques médecins, vers la fin du seizième et dans le dix-septième siècle, frappés de l'insuffisance de l'instruction fournie par les livres, frappés de l'embarras que les jeunes médecins éprouvaient, dans les premiers pas de leur carrière, pour faire l'application des connaissances qu'ils avaient acquises dans les ouvrages des anciens médecins, ayant conservé, de l'embarras qu'eux-mêmes avaient éprouvé, un souvenir penible, frappés surtout des inconvéniens bien plus graves qui résultaient souvent d'une application erronée des préceptes des grands maîtres, des victimes nombreuses qui étaient pour ainsi dire obligées de payer l'apprentissage des jeunes médecins, conçurent l'heureuse idée de l'enseignement clinique. Non pas qu'on ne retrouve dans l'antiquité des traces de ce mode d'enseignement; on voit dans quelques passages des poëtes que les médecins étaient dans l'usage de traîner à leur suite chez leurs malades une multitude de disciples; mais c'était plutôt un objet de faste, d'ostentation, un moyen d'étaler le luxe d'un pompeux cortége, que dans le but d'instruire et de former à la pratique de jeunes médecins.

Ces médecins, vivant dans une époque où les autorités des anciens exerçaient une influence despotique, sentirent pourtant l'utilité de l'application des sens.

Sur la fin du 17e siècle, Sydenham se plaignait que l'envie de philosopher, trop répandue en Angleterre, faisait perdre de vue les traces de la nature [1]. En France, la doctrine de Vanhelmont et des chimistes ses sectateurs, la philosophie de Descartes, les théories mécaniques de Keil et de Borelli, occupaient tous les esprits; les disputes sur l'antimoine, l'enthousiasme excité par la transfusion du sang, détournaient les esprits de la véritable route de l'expérience.

Cependant l'apparition de quelques médecins judicieux, tels que Baglivi, Valsalva, Santorini, Valisnieri en Italie, Fréd. Hoffmann, Kampfer en Allemagne; les Bartholins, Bontius, etc., commencèrent à dissiper ces ténèbres en ramenant les médecins à l'observation de la nature.

Mais c'est à Boërhaave qu'il faut rapporter la gloire d'avoir créé la médecine clinique.

Cet illustre médecin n'eût-il fait que réparer l'hôpital de Leyde pour y faire des leçons au lit du malade, aurait assez fait pour l'humanité, pour qu'on lui pardonnât ses nombreuses erreurs. Ce fut donc lui qui opéra dans l'enseignement cette révolution qui doit finir par nous conduire à la découverte entière de la vérité.

Un des plus beaux titres de gloire de ce grand homme, c'est d'avoir formé Albinus, Gorter, Gaubius, van Swiéten, Haller, Heister, Sénac, auteur douteux d'un Traité des maladies du cœur, et une multitude d'autres médecins célèbres qui portèrent son nom et sa méthode d'enseignement dans tous les pays de l'Europe.

Il est juste de dire qu'en Hollande, Guillaume Straten, Otho-Heurnius, Sylvius de Leboë, avaient jeté les germes de ce mode d'enseigne-

[1] Mahon, *Histoire de la Médecine clinique*, page 308.

ment, et que les médecins de Hambourg, de Vienne, de Strasbourg, avaient senti la nécessité de fonder des institutions cliniques.

Depuis Boërhaave et ses disciples, l'enseignement clinique s'est propagé en Allemagne par les efforts de van Swieten, de Stork, de Dehaën, etc. L'Italie s'est enrichie de semblables établissemens; enfin la médecine clinique s'est naturalisée en France vers la fin du 18e siècle, par les leçons de nos illustres maîtres Pinel et Corvisart.

Nous ignorons le mode d'enseignement employé par les premiers médecins qui créèrent la médecine clinique. Il est probable que ce mode dut se borner d'abord à une visite au lit du malade, auprès duquel le professeur faisait quelques réflexions inspirées par le sujet qu'il avait sous les yeux.

Aujourd'hui les médecins qui se livrent à l'enseignement clinique examinent d'abord les malades de l'hôpital dans une visite plus ou moins rapide en présence des élèves, puis ils rendent compte dans un amphithéâtre des impressions qu'ils ont reçues, et communiquent à leurs auditeurs les réflexions que leur inspirent les sujets dont ils traitent.

Avant d'exposer les règles de l'enseignement clinique, nous croyons utile de dire un mot de son utilité et de faire connaître les bases sur lesquelles il s'appuie.

Utilité de la Médecine clinique.

Pour connaître une maladie, il faut donc l'avoir vue, l'avoir observée, en avoir suivi avec attention les diverses périodes pendant la vie, et les traces après la mort. Sans cela on ne la connaît point. Mais, dira-t-on, les descriptions exactes des auteurs sont donc inutiles, et lorsqu'on est pénétré des ouvrages des grands maîtres, on ne sait donc rien? Il était donc inutile qu'Hippocrate et ses dignes émules dans la carrière de l'observation nous aient transmis le fruit de leurs veilles et de leur longue expérience? Loin de nous l'idée de soutenir cet étrange paradoxe. Mais, sans nous laisser imposer par cette objection pressante, apprécions à leur juste valeur ces deux genres d'instruction, et voyons quelle différence il peut exister entre un homme qui *a lu*, et celui qui peut dire *j'ai vu*. Le premier, c'est l'homme de cabinet, qui ne connaît la terre que sur des descriptions estimées; le second est le voyageur qui en a parcouru toutes les contrées; celui-là ne peut que douter, celui-ci est certain; le lecteur est obligé de croire, le voyageur juge la description; cette description ne peut être donnée que par celui qui a vu : donc il vaut mieux voir.

Un homme doué d'une vaste mémoire, avons-nous dit, peut entasser dans sa tête les immenses détails de nos organes, de leurs fonctions, de leurs dérangemens; celui-là seul les connaîtra qui aura pu les voir et les toucher. C'est alors qu'il pourra lire avec fruit et apprécier les grands maîtres, sans crainte d'épouser leurs erreurs en profitant de leurs vérités. C'est alors que les écarts mêmes de ces hommes de génie pourront lui fournir d'utiles leçons lorsqu'il sera capable de reconnaître l'écueil sur lequel ils auront échoué. Et quel avantage que de pouvoir juger ces illustres interprètes de la nature!

Voici maintenant quelle est l'utilité des bonnes descriptions : elles nous apprennent à mieux observer nous-mêmes, elles redressent nos erreurs, elles fixent notre attention sur des objets qui nous échappent. Consultées après que nous avons observé, elles gravent plus profondément dans notre mémoire les phénomènes que nous avons aperçus; mais jamais elles ne peuvent tenir lieu de l'observation. Il faut toujours interroger la nature; c'est là le livre où se sont formés les grands médecins; il faut y lire comme eux-mêmes.

Le but de l'enseignement clinique étant de *faire voir des malades*, ou, pour parler plus exactement, de faire voir des maladies, son immense utilité ne saurait être révoquée en doute.

L'étude de la médecine clinique est le complément de l'éducation médicale, c'est l'application de toutes les branches de la science, c'est l'art. Cette étude, comme l'indique fort bien l'épithète qu'elle a reçue, ne peut se faire qu'au lit du malade. Là doivent s'évanouir toutes les spéculations hypothétiques devant le flambeau de l'observation; là, on ne doit voir que ce qui est, et non ce que tel ou tel a écrit. Honte à celui qui fait plier la nature à des explications ingénieuses, à des opinions préconçues!

C'est au lit du malade que tombent tous les vains systèmes, toutes les théories, toutes les hypothèses. Ces systèmes, ces théories, si ingénieusement conçus qu'ils soient, ne trouvent aucune grace devant la nature. Ce juge inflexible condamne sans pitié tous les fruits mensongers de l'imagination, de quelque faveur qu'ils jouissent, quelque enthousiasme qu'ils inspirent.

§ II.

PRINCIPES GÉNÉRAUX DE MÉDECINE, OU PHILOSOPHIE MÉDICALE.

Profondément convaincu que le *diagnostic* est la pierre angulaire de l'édifice médical, que c'est sur lui que repose toute *thérapeutique rationnelle,* que sans lui il est impossible de baser un traitement sur autre chose que sur les chances d'un vain hasard, que le *pronostic* n'est lui-même qu'une conséquence du *diagnostic*, nous avons mis constamment tous nos efforts à démontrer cette vérité. Cependant elle n'est point assez généralement sentie, puisqu'il se trouve encore des empiriques qui soutiennent que la médecine n'est jamais plus efficace que lorsqu'on ignore le diagnostic d'une maladie, et des physiologistes qui, prétendant qu'il n'existe qu'une seule et même affection, affectent de regarder comme une prétention absurde la faculté de distinguer les maladies les unes des autres. Ce n'est pas ici le lieu de réfuter ces deux opinions également erronées : c'est au lit du malade que se trouvent les argumens les plus victorieux qu'on puisse leur opposer. Il n'est pas hors de propos d'ajouter que, par *diagnostic,* nous n'entendons pas seulement le diagnostic local, quoique ce soit selon nous le plus important, le plus satisfaisant pour l'esprit, mais encore toutes les circonstances propres à différencier une maladie. Ainsi, lorsque le diagnostic local ne peut être porté, l'état de toutes les fonctions peut fort bien caractériser une affection, et servir à baser un traitement même rationnel. Ainsi, dans une fièvre intermittente, le frisson, la chaleur, la sueur, l'apyrexie, seront des caractères diagnostiques suffisans; dans l'épilepsie, l'hystérie, les mouvemens convulsifs; dans la polyœmie, la force, la fréquence du pouls, la chaleur de la peau, etc., seront des circonstances dont il faudra se contenter, et qui seront, en effet, suffisantes pour traiter convenablement et avec succès un malade.

Pour faire sentir la nécessité du diagnostic, nous enseignons qu'il n'existe dans l'homme, pour le médecin, *que des organes en exercice.* Il suit de cette proposition que lorsque ces organes sont dans un certain type appelé normal, les fonctions ou leur exercice s'exécutent dans l'état normal, c'est la santé; et que lorsque les fonctions cessent de s'exécuter dans ce type, l'organe, ou les organes qui en sont chargés, ne sont plus dans leur type normal. Dès lors on sent l'importance de chercher cette modification, cette altération, afin d'y apporter remède, absolument comme lorsqu'une pendule est dérangée, l'ouvrier en cherche la cause dans le dérangement des rouages, et y apporte remède lorsqu'il l'a découverte.

Nous ne nous dissimulons nullement les difficultés qui s'élèvent contre cette manière de voir. Ainsi nous n'ignorons pas que des fonctions sont profondément lésées, et même que la mort survient sans qu'il soit possible de découvrir, par l'exploration la plus attentive, la plus légère altération dans l'organisme; nous savons qu'on trouve des altérations très profondes sans expressions fonctionnelles. Nous avons vu souvent des désordres fonctionnels considérables, avec de très petites altérations, et *vice versa*, c'est-à-dire des altérations organiques qui ne sont pas en rapport avec les symptômes, et réciproquement. Mais ce sont là des cas exceptionnels, et fort rares relativement à l'immense majorité des autres, et qui prouvent seulement que nous ne connaissons pas encore tous les mystères de l'organisme, que nos moyens d'investigation sont encore fort imparfaits, mais qui ne prouveront jamais que, dans une machine organisée, il y ait autre chose que cette organisation.

Je fais ici abstraction complète de l'ame; car l'ame étant un être immatériel, immortel, ne peut être malade. S'il existe des maladies de l'esprit, de l'ame, cet être étant immatériel, et partant inaltérable, ce ne peut être que dans l'organe chargé de ses manifestations qu'on doit chercher l'altération qui produit le dérangement mental. Ainsi l'admission de l'ame ne milite en aucune manière contre les principes de la médecine organique; au contraire, elle les fortifie, puisqu'elle force de placer dans l'encéphale, c'est-à-dire dans l'organe, la cause de tous les dérangemens intellectuels et moraux.

Cette immense difficulté étant ainsi levée à la satisfaction de toutes les opinions, on voit combien la médecine organique marche d'un pas assuré. Il ne reste plus désormais que la vie et les propriétés vitales à combattre; mais ici combien il est facile de démontrer que nous n'avons affaire qu'à des effets et non à des causes.

Jusqu'au dix-septième siècle, les médecins ne cherchèrent pas à rammener à des lois générales les phénomènes de la vie; contens de les observer, les anciens ne firent aucun effort pour les généraliser, et leurs théories, quoique très nombreuses, empreintes des doctrines philosophiques qui régnèrent à certaines époques, n'eurent jamais les lois vitales pour objet. L'humorisme, le solidisme, le dogmatisme, l'empirisme, le méthodisme, l'éclectisme, tels furent les systèmes qui dominèrent tour à tour dans les écoles, jusqu'au moment ou Stahl parut. On ne trouve dans aucun d'eux les traces de ce qu'on a appelé depuis les *forces vitales*. Vers la fin du dix-septième siècle, Stahl, frappé de la discordance des lois physiques avec les fonctions des animaux, considéra celles-ci comme indépendantes des premières, et en chercha la différence dans l'*ame rationnelle;* il en fit une espèce d'autocrate qui gouvernait l'organisme, et présidait avec discernement à sa conservation. Il reconnut un principe unique auquel il rapporta tous les phénomènes vitaux. Il fut suivi par Barthez, qui donna à ce principe le nom de *principe vital*, et par Chaussier, qui le nomma *force vitale;* il fut précédé par Vanhelmont, qui avait appelé ce principe *archée;* mais Stahl n'avait encore fait que le premier pas vers la découverte des *propriétés vitales*. Haller s'occupa d'une manière spéciale de la *sensibilité* et *de la contractilité*, mais d'une manière trop organique encore pour être considéré comme l'inventeur des propriétés vitales; et, chose remarquable! c'est que Vicq d'Azyr, cet esprit si juste et si philosophique, *les transforma* EN FONCTIONS *dans sa division physiologique*, et les mit sur la même ligne que l'ossification, la digestion, etc., et pour cela encourut la critique de Bichat, qui lui reprocha d'avoir confondu le principe avec la conséquence. Nous verrons tout à l'heure à qui ce reproche mérite d'être adressé [1].

Mais comment oser attaquer ces geants de savoir et de renommée? comment croire que tant d'illustres médecins se soient trompés et se trompent encore tous les jours? comment oser substituer notre jugement au jugement de tant d'esprits supérieurs? Mais ces esprits supérieurs ont-ils donc posé les dernières limites de la science? n'ont-ils rien laissé à faire à leurs successeurs? hommes enfin, n'ont-ils pu s'égarer?

Déja des hommes d'un rare mérite, MM. Dupuytren et Magendie, ont nié l'existence des propriétés vitales; essayons de démontrer ce qu'ils ont avancé.

Ainsi, c'est à l'illustre Bichat que nous sommes redevables de la création *des propriétés vitales:* heureusement pour sa mémoire, il a laissé d'autres travaux qui la rendront immortelle.

Justement frappé de la grandeur de la découverte de Newton, admirant les résultats immenses que les sciences physiques retiraient d'un certain nombre de lois auxquelles on pouvait rapporter tous les phénomènes de la nature anorganique, étonné de la précision, de la clarté, de l'invariabilité de ces lois, Bichat ambitionna la gloire du mathématicien anglais et voulut faire pour les sciences physiologiques ce qu'il avait fait pour les sciences physiques.

Sans discuter d'abord si les lois physiques étaient le résultat de propriétés inhérentes à la matière anorganique, ou bien si, indépendantes de ces corps, elles les précédaient et devaient être regardées comme la cause de leur existence, il admit *a priori* cette dernière hypothèse. Il regarda la gravitation, les affinités, etc., comme des forces, des principes, des causes enfin de tous les phénomènes physiques. Il ne vit pas que ces lois n'étaient établies que comme des hypothèses, des abstractions, des formules enfin pour la commodité du langage; il les prit pour des réalités, parce que les physiciens les regardaient comme des causes dans leur langage de convention, *indè mali labes:* telle fut la source de toutes ses erreurs.

Les forces physiques peuvent-elles, en effet, exister par elles-mêmes

[1] Xav. Bichat, *Anatomie générale*, tome I, page 39, *Consid. génér.*, édit. 1812.

indépendamment des corps qui en sont doués? La plus simple réflexion suffit pour prouver le contraire. Qu'est-ce que la gravitation, sinon un corps qui gravite? La gravitation peut-elle être indépendamment des corps qui gravitent? où est-elle? quelle est-elle? Pour calculer les lois de la gravitation, n'a-t-il pas fallu d'abord voir graviter des corps? Les attractions moléculaires existent-elles sans les corps, sans les molécules qui s'attirent? L'élasticité, quelle est-elle, sinon la manière d'être d'un corps qui quitte et reprend sa première figure? L'élasticité existe-t-elle sans le corps élastique? Qui l'a vue? où est-elle? quelle est-elle? N'est-elle pas une manière de parler pour signifier que les corps quittent et reprennent leur forme première dans certaines circonstances? Enfin toutes les propriétés des corps peuvent-elles exister sans les corps qui possèdent ces propriétés? J'aimerais autant qu'on fît *des propriétés* du volume, de la forme des corps, puisque enfin on peut se représenter un volume et une forme, par exemple ronde ou angulaire, sans corps actuellement sous les yeux; mais qui ne voit que ce ne sont là que des attributs de la matière?

Qu'on ne croie pas que nous prêtions gratuitement ces erreurs au grand physiologiste que nous combattons. Dans un sujet aussi grave, il est important de l'entendre parler lui-même : « Les différences, « dit-il, qui distinguent les sciences physiologiques et physiques dé« rivent essentiellement de celles existantes *entre les propriétés* qui « président aux phénomènes qui sont l'objet de chaque classe de « sciences. Telle est, en effet, l'immense influence de *ces propriétés*, « QU'ELLES SONT LE PRINCIPE DE TOUS CES PHÉNOMÈNES [1]. » Eh bien, on vient de l'entendre, ces propriétés sont LE PRINCIPE de tous ces phénomènes : nul doute, nulle ambiguité, nulle incertitude. De cette manière de considérer les propriétés des corps anorganiques, à regarder les propriétés des corps organisés comme principe de tout phénomène vital, il n'y a qu'un pas, ou plutôt il y a identité; aussi notre auteur ajoute-t-il : « De même *les propriétés vitales sont constam-« ment le mobile premier auquel il faut remonter*, quels que soient les « phénomènes respiratoires, digestifs, sécrétoires, inflammatoires, fé-

[1] Xav. Bichat, *Anatomie générale*, tome I, page 39.

« briles, etc., que vous étudiiez. » Ces propriétés, continue-t-il, sont « tellement inhérentes aux uns et aux autres (aux corps organiques et « inorganiques), qu'on ne peut concevoir ces corps sans elles. Elles en « constituent l'essence et l'attribut. Exister et en jouir sont deux choses « inséparables pour eux. Supposez qu'ils en soient tout à coup privés, « à l'instant tous les phénomènes de la nature cessent, *et la matière « seule existe*. Le chaos n'était que la matière sans propriétés, etc. » (*Anat. gén.*, page 37.)

Bichat ayant une fois admis que les phénomènes de la vie dépendaient de propriétés particulières qui pénétraient les corps organisés, chercha quelles étaient ces propriétés, quels étaient leurs caractères propres. Il trouva que tous les actes vitaux pouvaient se rapporter à la *sensibilité* et à la *contractilité*, dont il admit de nombreuses divisions.

« La nature, dit notre auteur, doua chaque portion de végétal de la *fa- « culté* de sentir l'impression des fluides avec lesquels les fibres sont en « contact, et de réagir sur eux d'une manière insensible pour en favoriser « le cours. J'appelle ces deux facultés, l'une *sensibilité organique* et l'autre « *contractilité insensible*. Ces deux propriétés président non seulement « à la circulation végétale, qui répond à peu près à celle du système « capillaire des animaux, mais encore aux sécrétions, aux absorptions, « aux exhalations des végétaux. Remarquez, en effet, *que ces corps* « N'ONT QUE DES FONCTIONS RELATIVES A LEURS PROPRIÉTÉS, que tous « les phénomènes qui, dans les animaux, *dérivent des propriétés qu'ils « ont de plus que les végétaux*, comme la grande circulation, la diges- « tion, pour lesquelles il faut la *contractilité organique sensible*; les « sensations, pour lesquelles il faut *la sensibilité animale;* la locomotion, « la voix, etc., pour lesquelles est nécessaire *la contractilité animale;* « remarquez, dis-je, que ces fonctions sont essentiellement étrangères « aux végétaux, PUISQU'ILS N'ONT POINT LES PROPRIÉTÉS VITALES POUR « LES METTRE EN JEU!!! »

On entrevoit déja toutes les conséquences de cette manière de considérer les propriétés vitales; on voit déja les nombreuses erreurs où elle entraîne nécessairement. Mais avant de traiter cette question majeure, continuons l'exposition que nous avons commencée :

« Si nous passons des végétaux aux animaux, continue Bichat, nous « voyons les derniers de ceux-ci, les zoophytes, recevoir dans un sac « qui se vide alternativement les alimens qui doivent les nourrir; « commencer à joindre *la contractilité organique sensible*, ou *l'irrita-* « *bilité* aux propriétés précédentes qu'ils partagent avec les végétaux; « commencer, *par conséquent* (et remarquez bien ce mot *par consé-* « *quent*) à exécuter des fonctions différentes, la digestion en particulier. »

« Si nous nous élevons dans l'échelle des êtres organisés, des relations s'établissent avec les objets qui les entourent. La vie animale commence à se déployer dans les vers, les insectes, les mollusques ; les sensations et la locomotion se développent : *alors les propriétés vitales nécessaires à l'exercice de ces fonctions nouvelles sont ajoutées aux précédentes.* Faites bien attention aux expressions de l'auteur : *la sensibilité animale* et *la contractilité animale*, obscures d'abord dans les dernières espèces, se perfectionnent d'autant plus qu'on s'approche des quadrupèdes : aussi les sensations et la locomotion deviennent-elles toujours plus étendues. *La contractilité organique sensible* s'agrandit aussi, et *à proportion* la digestion, la circulation des gros vaisseaux, etc., *auxquelles elle préside*, prennent un développement toujours croissant. »

« Si nous voulions suivre strictement l'immense série des corps vi- « vans, nous verrions les propriétés vitales augmenter graduellement « en nombre et en énergie, de la dernière des plantes au premier des « animaux, à l'homme; nous verrions les dernières plantes obéir aux « propriétés physiques et vitales, toutes les plantes n'obéir qu'à celles-ci, « qui, pour elles, se composent de la *contractilité insensible* et *de la* « *sensibilité organique;* les derniers des animaux commencer à ajouter « à ces propriétés *la contractilité organique sensible*, puis *la sensibilité* « et *la contractilité animales*, allant toujours en s'étendant davantage[1] »

Ainsi Bichat admet une *sensibilité organique* et une *sensibilité animale*, une *contractilité animale* et une *contractilité organique*, celle-ci subdivisée en *sensible* et en *insensible;* et nous venons de voir qu'il en faisait l'essence et non l'effet de l'organisation; qu'il les considérait comme principe et non comme suite de l'organisation.

[1] *Anat. génér.*, pages 40 et suiv.

Nous verrons bientôt qu'il les considérait aussi comme causes de tous les phénomènes *physiologiques* et *pathologiques*, et qu'il voulait que les agents thérapeutiques fussent dirigés contre elles; mais n'anticipons pas sur les funestes conséquences de ce système.

Pour appuyer sa doctrine, Bichat établit un parallèle entre les propriétés vitales et les propriétés physiques. Il établit [1] que l'intervalle immense qui les sépare naît de celui qui existe entre les lois qui régissent les unes et les autres.

Les lois physiques sont constantes, invariables;

Les propriétés vitales s'élèvent, s'abaissent et s'altèrent; elles ne sont presque jamais les mêmes;

Les premières sont régulières, calculables;

Les secondes sont soumises à une foule de variétés; elles échappent à toute espèce de calcul.

Il y a deux choses dans les phénomènes de la vie, 1° l'état de santé; 2° puis celui de maladie: de là deux sciences distinctes. L'histoire des phénomènes dans lesquels les forces vitales ont leur type naturel nous mène comme conséquence à celle des phénomènes où ces *forces sont altérées* (remarquez encore en passant cette proposition): or, dans les sciences physiques, il n'y a que la première histoire, jamais la seconde. Il est de la nature des propriétés vitales de s'épuiser; le temps les use dans le même corps. Exaltées dans le premier âge, restées comme stationnaires dans l'âge adulte, elles s'affaiblissent et deviennent nulles dans les derniers temps. Il est dans l'essence de ces propriétés de n'animer la matière que pendant un temps déterminé; de là les limites nécessaires de la vie. Au contraire, constamment inhérentes à la matière, les propriétés physiques ne l'abandonnent jamais, etc.

De ces considérations, et de bien d'autres encore, Bichat conclut que les êtres organiques sont régis par des lois différentes de celles qui président aux corps anorganiques; qu'on ne saurait les confondre sans embarrasser la marche de la science.

Bichat aurait eu raison s'il avait voulu dire qu'on ne devait pas

[1] *Ibid*. page 52.

examiner, étudier des corps organisés, composés d'une certaine façon, avec des corps disposés d'une autre; mais telle n'était pas sa pensée; et ce qui précède a dû nous convaincre qu'il voulait bien positivement qu'on distinguât deux ordres différens de lois, dont les unes régissaient la matière inerte, et les autres la matière vivante.

Je ne saurais prendre trop de précautions, apporter trop de preuves pour établir son opinion d'une manière incontestable, car les bons esprits, pour ainsi dire révoltés de cette manière de considérer les phénomènes organiques, éprouvent beaucoup de peine pour y ajouter foi.

Il me semble, en effet, entendre dire que nous nous créons des fantômes absurdes pour avoir le plaisir de les réduire en poudre; car tel est le propre de l'évidence, qu'une fois qu'on nous l'a montrée, nous ne pouvons pas croire qu'on ait pu jamais penser autrement. Il me semble entendre dire que jamais Bichat n'a pu penser que la matière organisée était pénétrée de forces, de propriétés particulières dépendantes d'autre chose que de l'arrangement organique, et d'ailleurs, qu'à supposer que ce fût sa doctrine, elle était bien vieillie et déja depuis long-temps abandonnée. Mais il n'en est rien.

Je veux bien que la plupart des médecins élevés, directement ou indirectement, dans les principes que nous professons depuis quinze ans, ne reconnaissent dans les mots de *propriétés vitales* qu'une expression algébrique, métaphorique, désignant la disposition moléculaire propre à produire les phénomènes de la vie; mais ce n'est là nullement la manière de penser de la généralité des médecins d'aujourd'hui.

Tous ou presque tous, depuis Bichat jusqu'à M. Broussais, admettent dans les êtres vivants des forces qui les pénètrent, les animent, et leur donnent la faculté d'exercer les actes vitaux. Telle est la doctrine consacrée dans les ouvrages les plus récents et les plus généralement adoptés. Leurs auteurs ont tellement craint qu'on se méprît sur leurs intentions, qu'ils ont même blâmé Bichat de s'être servi du mot de *propriété*, qui pourrait donner lieu à quelque doute, en faisant croire qu'il ne voulait désigner par là qu'une qualité passive, qu'un attribut des corps organisés ; et ils ont soutenu qu'il était plus rigoureux, plus exact, de se servir du mot *force vitale*, qui exprime mieux une *puissance* active. Nous allons transcrire leurs propres paroles, pour qu'on ne pense pas que nous leur prêtons des opinions qu'ils n'ont point :

« Un autre vice du langage trop commun et non moins grave, disent-« ils, parce qu'il fait confondre des objets très différens, est d'étendre « le nom simple de *propriétés*, qui n'entraîne avec lui aucune idée « nécessaire de *puissance* ou d'action, à la désignation des *forces* « *véritables* qui pénètrent les corps et qui les animent. » Les forces actives qui pénètrent les corps et qui les animent ! Il ne s'agit pas ici d'une disposition organique qui doit produire tel ou tel acte, mais de *forces actives* qui animent les organes. Les mêmes auteurs continuent : « Nous pouvons remarquer, comme étant propre à confirmer cette « réflexion, que c'est, en effet, sous la dénomination de *forces* et non « sous celle de *propriétés des corps* que les physiciens ont traité de la « pesanteur, de la gravitation, de l'affinité de la cohésion, de l'élasti-« cité, etc., et que les physiologistes, RIGOUREUX *dans leur langage*, « ont rangé par analogie les diverses sources des phénomènes orga-« niques, nommées des noms de *motilité, sensibilité, affinité* ou « combinaison vitale. Nous pensons, dès lors, que la dénomination de « *propriétés vitales*, si communément employée par les modernes, pour « désigner avec Bichat les forces de l'organisme vivant, est vicieuse et « qu'elle ne peut être conservée, attendu qu'elle ne donne pas une « idée convenable de la *puissance* ou du *principe actif* qu'elle doit « exprimer [1]. »

Cet ouvrage a paru en 1827 ; ainsi vous voilà bien convaincus que nous ne prêtons pas à nos adversaires des erreurs imaginaires pour avoir le plaisir de les combattre. La vie est bien suivant eux un être à part, qui pénètre et anime la matière organisée, et jusqu'ici tout le monde l'a cru ; ceux même qui affectent de dire qu'ils n'ont jamais pensé que les propriétés vitales fussent autre chose qu'un effet de la matière organisée, ont bien réellement toujours cru que la vie était autre chose que l'organisation disposée pour agir ; c'est le résultat

[1] *Dictionnaire de Médecine*, en 21 volumes, article *Propriété*.

de ce qu'on nous a enseigné jusqu'à ce jour; et il faut même une grande force de réflexion pour reconnaître que la vie n'est point un principe, mais bien un effet. C'est donc nous faire une mauvaise querelle que de venir nous dire aujourd'hui que personne n'y croit.

Nous avons avancé dans nos écrits que la vie n'était que l'organisme en action; que c'était la pendule en mouvement. On nous a répondu que la vie était autre chose que la matière en mouvement, puisqu'un grain de blé, immobile, sans mouvement aucun, était bien doué de la vie; que c'était autre chose aussi que l'organisation, puisque l'on ne voyait pas de différence entre le grain de blé bon à germer et celui qui ne l'était pas; on nous a cité aussi l'exemple d'un œuf, qui n'était doué non plus d'aucun mouvement, et qui cependant était bien doué de vie; on a encore ajouté qu'on ne voyait aucune différence entre un œuf fécondé et un œuf qui ne l'était pas.

Quoi! parce qu'un grain de blé, un œuf, sont immobiles, et pourtant doués de la vie, vous voyez autre chose en eux que leur disposition moléculaire! vous croyez que cette faculté de vivre, c'est-à-dire de se développer dans les circonstances opportunes tient à autre chose qu'à cet arrangement moléculaire! Quoi! parce que vos sens ne vous font apercevoir aucune différence entre le grain de blé mort et le grain de blé vivant, vous croyez avoir le droit de conclure qu'il n'en existe pas! Je pensais que si vos moyens chimiques et physiques ne vous faisaient découvrir aucune différence, vous accuseriez leur imperfection, leur insuffisance, mais que vous ne vous croiriez pas suffisamment autorisés à créer une hypothèse non seulement gratuite, mais embarrassante, mais nuisible. Il ne peut être douteux que cette différence existe; l'infécondité de l'œuf et du grain de blé ne peut dépendre que d'un changement physique ou chimique apporté dans leur organisation.

Après cela, ils ne se meuvent pas, et pourtant ils vivent! Mais ils ne se meuvent pas à nos yeux, parce qu'ils ne sont pas organisés pour se mouvoir; ils ont le mouvement que comporte leur organisation moléculaire : ils ne se meuvent pas à la manière des êtres complétement organisés, puisqu'ils sont dans un état d'organisation rudimentaire;

mais nous ne saurions affirmer qu'il ne se passe dans ces êtres encore imparfaits des mouvemens peu apercevables et proportionnés à leur imperfection organique. Certes, si cet état d'immobilité peut se déduire de l'état d'organisation, c'est bien dans les exemples qu'on nous oppose; ici tout est exactement en rapport.

Ainsi, lorsque nous disons que la vie n'est que l'organisme en jeu, en mouvement, bien entendu que ce jeu, que ce mouvement, doivent être proportionnés au degré d'organisation, et que là où cette organisation n'existe encore qu'en rudiment, le mouvement, le jeu, ne sauraient être non plus que rudimentaires, c'est-à-dire imperceptibles. C'est encore là une preuve nouvelle en faveur de notre opinion.

Nous pensons que les citations que nous venons de faire ont suffisamment établi que la généralité des médecins, ceux dont les noms jouissent de la plus grande autorité depuis Bichat et avant lui, jusqu'à ceux de nos jours, admettent que les phénomènes de la vie résultent de propriétés particulières, de forces propres qui pénètrent et animent la matière organisée; que ces forces, ces propriétés sont autre chose que cette matière organisée, sans lesquelles celle-ci ne saurait exister. Eh bien, nous pensons et nous osons dire que cette manière de voir est une erreur, mais non pas une erreur indifférente; non pas de ces erreurs qui n'entraînent aucun danger (s'il peut en exister de la sorte), mais une erreur fatale, source inépuisable d'applications funestes qui ont causé et causent encore les plus grands maux; erreur, enfin, avec laquelle il est impossible d'espérer le moindre progrès dans l'art de guérir!

Pour prouver ce que nous avançons, nous n'avons qu'à suivre Bichat dans le développement de ses argumens, à les retourner de manière à ne considérer que comme effet ce qu'il a regardé comme cause.

Et d'abord, si les corps organisés jouissent de propriétés différentes que les corps anorganiques, pourquoi ne pas reconnaître que c'est parce qu'ils sont différemment composés? Pourquoi ne pas attribuer à cette différence de composition, qui tombe sous nos sens, la différence des propriétés dont ils jouissent?

Les corps inertes eux-mêmes jouissent-ils des mêmes propriétés?

jouissent-ils tous d'une même élasticité, d'une même force de cohésion, des mêmes affinités, etc.? et d'où viennent ces différences d'élasticité, de cohésion, de pesanteur, d'affinité, sinon de la différence de structure, de disposition moléculaire, de composition de chacun de ces corps? Toutes ces propriétés physiques sont constamment en rapport avec la constitution de chacun de ces corps : pourquoi donc admettre qu'elles soient autre chose que le résultat de cette constitution? L'élasticité, la cohésion, l'attraction, l'affinité, existent-elles indépendamment des corps? Non, sans doute, elles sont inhérentes à ces corps, ne sont rien, par elles-mêmes, qu'un jeu de notre esprit. On peut suivre la différence des propriétés physiques dans la différence de la disposition des corps. Si l'acier est plus élastique que le marbre, celui-ci plus que le bois, et celui-ci plus qu'un corps mou, ne voit-on pas sur-le-champ qu'ils doivent cette différence de *propriété* à leur composition matérielle, et qu'une propriété étrangère n'est pas surajoutée à cette composition.

Que si les lois physiques sont plus simples que les *lois vitales*, qui ne voit d'abord que les êtres anorganiques étant d'une composition plus simple, ne doivent aussi produire que des phénomènes moins compliqués?

Que si les lois physiques sont invariables, qui ne voit d'abord que leur composition simple ne les exposant à aucune altération, ces lois ne sauraient varier?

Que si les lois physiques sont éternelles, qui ne voit d'abord que les êtres physiques étant inaltérables ou peu altérables, ont par cela même une condition de durée indéfinie?

Certes, il est une différence entre les corps anorganiques et les corps organisés; les uns et les autres sont loin de présenter les mêmes phénomènes : mais pourquoi ne pas voir que cette différence gît entièrement dans la différence de leur composition, de leur structure, et aller chercher pour l'expliquer des propriétés abstraites, qui d'ailleurs n'expliquent rien ?

Bichat et ses sectateurs admettent que si les corps organisés présentent d'autres phénomènes que les corps non organisés, ils le doivent à des propriétés nouvelles et différentes de celles de ces derniers corps; et parmi les êtres vivans, que l'organisation se complique d'autant plus que le nombre des propriétés vitales augmente.

N'était-il pas plus simple, plus facile à concevoir que les corps organisés différant par leur structure et leur composition des corps inorganiques, c'était cette différence de structure et de composition qui en apportait une si grande dans *leurs propriétés?*

Si les propriétés vitales augmentaient à mesure que l'organisation se compliquait, n'était-il pas plus simple de conclure que ces propriétés vitales n'augmentaient que parce que l'organisation devenait plus complexe? Enfin, en considérant les *propriétés* comme des attributs et non comme une essence, tout devient, dans l'organisme simple, clair, et porte l'empreinte de la vérité. En les considérant comme essence, tout devient obscur, difficile à concevoir, et porte le caractère de l'erreur.

Pour prouver ce qu'il avance, Bichat passe en revue la série des êtres organisés; il fait voir que dans les plantes agames il n'existe qu'une seule *propriété vitale, la contractilité insensible;* et au lieu de conclure que ce n'est que parce que l'organisation est là dans son dernier degré de simplicité qu'il n'existe qu'une propriété vitale, il conclut au contraire que ce n'est que parce qu'il n'existe qu'une propriété vitale que l'organisation est aussi simple.

Nous ne pensons pas qu'il soit nécessaire de le suivre dans tous ses exemples; partout, en retournant ses propositions, on arrive à une opinion qui satisfait l'esprit. Nous voyons, en effet, que dans les polypes, dans les vers et dans les animaux plus élevés, il regarde leurs propriétés vitales, plus nombreuses, comme cause de leurs phénomènes vitaux plus parfaits; tandis qu'on peut regarder, à bien plus juste titre, leur organisation plus compliquée comme cause du nombre plus grand de leurs propriétés vitales.

Mais arrêtons-nous un moment à l'homme lui-même: faisons voir que si les propriétés vitales diffèrent dans tous les tissus qui le composent, si elles diffèrent, suivant les âges, les constitutions, les sexes, c'est encore dans l'organisation que l'on en trouve la cause; faisons voir que l'augmentation, la diminution, l'altération de ces prétendues propriétés ne dépendent que des changemens survenus dans l'organisation elle-même.

Les propriétés vitales sont à leur plus haut degré de développement dans l'enfance et la jeunesse; elles sont stationnaires dans l'âge adulte; elles décroissent dans la vieillesse. Mais sans faire ici l'anatomie des âges, qui ne sait que dans l'enfance les tissus sont plus mous, plus perméables; que le système nerveux en particulier est beaucoup plus développé, relativement, que les autres systèmes? Qui ne sait que l'encéphale est plus volumineux, plus tendre, que les nerfs sont aussi plus gros et moins résistans que dans les autres âges? Qui ne sait que dans l'adulte tous les organes prennent de la consistance; que l'encéphale ne croît pas en proportion des autres organes; que les nerfs sont relativement plus petits? Qui ne sait que dans la vieillesse la rigidité de tous les tissus est poussée à un point extrême? Qui ne sait que l'encéphale durcit, diminue réellement de volume; qu'il prend une couleur plus brune, plus foncée; que les nerfs deviennent plus petits et plus durs que dans les autres âges? Et qui ne sent que ces différences d'organisation sont suffisantes pour rendre compte des différences des prétendues propriétés vitales? Qu'a-t-on besoin de ces propriétés pour se rendre compte des phénomènes de l'organisation?

Après ce que nous venons de dire, qui ne comprend sur-le-champ que les différences qui existent entre les *propriétés vitales* des divers individus et des différens sexes tiennent essentiellement à la différence de leur disposition organique? Qui ne voit que l'organisation de la femme la rapproche singulièrement de celle de l'enfance, et que de cette ressemblance il doit en découler une autre, celle de leurs propriétés vitales? Qui ne voit qu'il en est de même pour les différens individus d'un même sexe; que s'ils diffèrent sous le rapport des propriétés vitales, ils ne diffèrent pas moins sous celui de l'organisation, de la structure, de l'arrangement moléculaire, et que cette disposition rend fort bien compte de cette différence, qu'elle en est la cause et non le résultat?

Jetterons-nous maintenant un coup d'œil sur les divers tissus d'un même individu? pouvons-nous ne pas voir les propriétés dites vitales varier suivant la structure de ces tissus? Si dans les os et les ligamens ces propriétés sont si obscures, à quoi cela peut-il tenir, sinon à leur organisation? organisation presque entièrement *minérale* dans les premiers, et si peu avancée dans les seconds : le petit nombre de nerfs qui s'y distribuent n'est-il pas suffisant pour expliquer cette différence? Le muscle se contracte : pourquoi? sinon parce qu'il est organisé, tissu, disposé pour se contracter, qu'il reçoit des nerfs pour cela, et non parce qu'il est doué de *contractilité*, ce qui ne signifie absolument rien. Pourquoi les nerfs sont-ils éminemment sensibles ? sinon parce qu'ils sont disposés pour sentir, organisés pour cela, et non parce qu'ils sont doués de sensibilité; et ainsi de suite pour tous les organes. Pourquoi celui-ci est-il sensible à tel excitant, et celui-là à tel autre? Pourquoi l'œil sent-il la lumière, et l'oreille les sons? sinon parce qu'ils sont organisés et disposés pour cela. Partout l'organisation est en rapport avec les actes qu'elle doit accomplir; partout cette organisation suffit pour expliquer ces actes; et jamais il ne peut être nécessaire de remonter, pour les expliquer, à des prétendues propriétés.

L'augmentation, la diminution, l'altération des propriétés vitales, dont Bichat et ses partisans ont fait un argument en faveur de la différence de lois qui régissent les matières organiques et anorganiques, dépendent donc essentiellement de la différence de l'organisation; et ne sont point un caractère distinctif des propriétés vitales.

Tous les actes vitaux dépendent donc rigoureusement de l'organisation. Ces actes vitaux sont un résultat, un effet et non une cause, un principe, une loi, une force. Les actes vitaux sont des organes en exercice, et les *propriétés* dites *vitales* ne sont que des organes disposés pour agir.

Mais, nous dit-on, les propriétés ne sont pas l'organe, puisque l'organe peut exister sans les propriétés. Elles ne sont pas non plus la fonction, car la propriété peut n'être pas en exercice. La main est l'organe, la main qui se meut est la fonction; la main immobile, mais douée de la faculté de se mouvoir, jouit de cette faculté : c'est là la propriété; elle est bien distincte et de l'organe et de la fonction. Mais que veut dire *un organe doué* de la faculté de se mouvoir ou de sentir, sinon *un organe disposé*, *organisé* pour se mouvoir ?

Mais la vie, nous dit-on encore, la vie n'est donc rien? elle n'est donc pas une force, un principe qui nous anime, qui nous fait résister pendant un temps déterminé à l'action des agens physiques? Non la vie n'est point une *force*, elle est le résultat de l'organisation, de la disposition des parties constituantes. N'est-il pas vrai qu'il n'y a vie que là où il y a organisation? Pourquoi donc faire de la vie un être à part, et ne pas reconnaître que, puisqu'il n'y a vie que là où il y a organisation, la première n'est que la conséquence de la seconde? L'organisation disposée pour agir, telle est la vie, et non une propriété particulière.

Si l'on pouvait séparer de la matière organisée les propriétés vitales et la vie, on devrait admettre qu'elles sont autre chose que cette organisation; mais on ne peut pas plus la séparer des corps qui en jouissent, qu'on ne peut séparer et faire voir à part le mouvement d'un corps qui se meut.

La *sensibilité*, la *contractilité* et leurs divisions ne sont et ne peuvent être que le résultat d'une disposition moléculaire, ou pour mieux dire de l'arrangement organique; elles sont départies aux organes de l'innervation dans l'homme et dans les animaux qui s'en rapprochent; elles ne sont point des propriétés d'après ce que nous venons de dire; on doit renoncer à l'expression de *propriétés vitales*, et désigner tous les phénomènes, tous les actes de la vie, sous le nom de *propriétés organiques*, pour les distinguer des *propriétés physiques*, dont elles diffèrent, en effet, bien réellement.

Quelques bons esprits qui abondent en grande partie dans le sens de la médecine organique, pensent toutefois que cette médecine ne rend pas compte de tous les phénomènes pathologiques. Frappés qu'ils sont du défaut de rapport qui existe souvent entre les phénomènes fonctionnels et l'état des organes, ils en concluent qu'il faut chercher ailleurs que dans l'altération de ces derniers la cause des désordres vitaux. Ainsi, disent-ils dans beaucoup de cas, vous trouvez après la mort une altération profonde, étendue, considérable; vous vous étonnez que le malade ait pu vivre avec une telle altération, et cependant il n'a éprouvé aucun désordre fonctionnel pendant son existence. Tels sont les cas de phthisie latente, de cancer de l'estomac, etc., où vous trouvez quelquefois les poumons et le ventricule entièrement détruits par la maladie, tandis que dans le vivant aucun symptôme n'a signalé ces altérations.

D'un autre côté, le malade éprouve souvent des symptômes très graves, des douleurs atroces, le trouble général et profond de toutes les fonctions, il succombe même, et à la mort vous ne trouvez qu'une altération organique très légère, très superficielle, que vous avez peine à regarder comme la cause du bouleversement général que vous avez observé, et surtout comme cause de la mort.

Enfin il arrive même que, dans certains cas, on ne trouve absolument rien, malgré l'examen le plus attentif, dans les restes de l'homme mort. Telle est la classe entière des névroses, où les altérations fonctionnelles sont portées à leur comble, et où la lésion organique est même ignorée.

Voilà, il faut l'avouer, des objections sérieuses, et qui méritent d'être examinées.

Mais d'abord ces difficultés qu'on élève ne prouvent pas qu'il y ait dans l'organisation autre chose que l'organisation; elles prouvent seulement que tous ses actes ne nous sont pas entièrement connus; et ce doit être pour nous un puissant motif de regrets.

Certes, dans l'état actuel de la science, on ne peut se rendre raison des maladies latentes. Comment se fait-il, en effet, qu'une destruction profonde d'organe ne donne lieu à aucun dérangement fonctionnel? On a bien observé que le mode de développement influait sur l'intensité des expressions fonctionnelles; que lorsque la maladie se développait avec lenteur, elle pouvait faire des progrès considérables sans donner aucun signe de sa présence : mais ce n'est là que l'exposition d'un fait, et cela ne l'explique point; cela n'explique pas comment un organe détruit continue à remplir en apparence ses fonctions.

Dans l'état actuel de la science, nous ne saurions expliquer non plus comment une légère lésion occasionne la mort; mais cela ne prouvera jamais que les organes ne sont pas destinés à remplir leurs fonctions; que dans l'état physiologique celles-ci ne sont pas en rapport avec ceux-là, et qu'il existe dans l'organisme autre chose que l'organisation. Nul doute qu'on ne trouve un jour dans la nature de la cause qui aura agi sur l'organisme, ou dans le mode mieux apprécié de désorganisation, la raison des cas exceptionnels que nous déplorons; mais ce sera toujours dans l'organisation, et non en dehors de cette organisation, qu'on devra rechercher cette cause.

J'aborde maintenant la troisième objection, celle sur laquelle s'appuient le plus volontiers les détracteurs de la médecine organique, celle qui leur paraît victorieuse.

Un individu succombe, et l'anatomiste le plus exercé, le plus attentif, ne trouve aucune altération. Ils en concluent d'abord qu'il n'existe rien; en second lieu que l'altération organique ne peut pas rendre raison de la mort, puisqu'elle n'existe pas; en troisième lieu, qu'il existe dans la vie autre chose que les organes, puisque voilà un individu dont tous les organes sont intacts, et qui cependant ne vit plus.

Mais d'abord, nous n'acceptons pas la prémisse. De ce que vous ne trouvez rien, tout exercé que vous êtes, vous concluez qu'il n'y a rien: mais voilà, ce nous semble, une étrange prétention. Vous connaissez donc assez l'organisme, vous avez donc assez de confiance dans vos sens et dans vos moyens d'investigation pour croire que rien ne peut vous échapper, que les altérations les plus subtiles ne peuvent se dérober à vos recherches? Mais vous avez donc oublié combien vous ignorez encore de choses dans l'organisation, et combien sont faibles, imparfaits, insuffisants, vos moyens explorateurs, pour oser afficher une semblable prétention? N'est-il pas plus philosophique, plus modeste, et surtout plus près de la vérité, de dire simplement que vous n'avez rien trouvé, plutôt que d'affirmer qu'il n'existe rien.

L'altération organique qui a causé la mort peut d'ailleurs avoir disparu. Les convulsions épileptiques (ainsi que les mouvemens volontaires) sont produites par une modification organique qui cesse avec ces convulsions. Irez-vous chercher dans la portion du cerveau qui préside au mouvement la cause organique de ces convulsions? Il est donc des altérations qui, après avoir suspendu le jeu des organes, peuvent avoir disparu.

Ainsi, au lieu de dire qu'il n'existe rien, qu'il n'a rien existé, que les altérations organiques ne sont pas en rapport avec les désordres fonctionnels, et qu'elles ne sauraient les expliquer, dites avec plus de vérité que vous *n'avez rien trouvé*, et que jusqu'ici, dans certains cas d'exception, nos moyens ne nous font rien découvrir.

Gardez-vous surtout de conclure que, parce que vous n'avez rien trouvé, il n'existe autre chose dans l'homme que l'organisation, et qu'un cadavre est organisé comme un être vivant.

Malgré ces raisonnemens et ces preuves, que nous pouvions croire péremptoires, les partisans des propriétés vitales ne se sont pas considérés comme battus; ou plutôt, n'ayant pas lu les argumens par lesquels on les combattait, ils se sont imaginé que leurs raisonnemens conservaient la même valeur, et ils les ont reproduits dans un ouvrage qui a paru il y a peu de temps.

Après y avoir donné du mot *force* [1] l'idée la moins obscure qu'il lui est possible, l'auteur cherche à établir que les corps organisés se distinguent des corps inorganiques par des propriétés particulières (ce que nous ne contestons pas), et, dit l'auteur, « il est impossible à quiconque « se livre, sans préjugés et sans idées préconçues, dans les sciences phy-« ques, à l'observation attentive et suivie des phénomènes de la vie, de « méconnaître en eux des différences tellement caractéristiques de « tous les faits physiques connus avec lesquels on les compare, qu'on « ne puisse pas s'élever, à leur égard, à l'idée *de forces propres*, péné-« trant tout ce qui a vie et déterminant essentiellement la série des « fonctions qui les constituent et les maintiennent tels qu'ils sont au « milieu de tout ce qui les environne. »

Ainsi, vous le voyez encore, ce n'est pas à l'organisation seule que sont attachées ces propriétés, ce sont toujours des *forces propres* qui pénètrent des corps organisés. Mais la plus forte objection de notre auteur est, qu'on ne pourra jamais rattacher à rien de ce qu'on connaît au delà de l'organisme, la classe entière des *impressions* avec ou sans conscience, la *sympathie*, la *force morale* enfin, d'où découle la série des phénomènes intellectuels et affectifs. Mais, de bonne foi, lorsqu'on a dit que ces phénomènes dépendaient des *forces vitales*, a-t-on expliqué quelque chose? Lorsqu'on a dit que l'homme *sentait* parce qu'il

[1] *Dictionnaire de médecine*, article *Force*, 1824.

était doué de *sensibilité,* qu'il *se mouvait* parce qu'il était doué de *contractilité*, a-t-on expliqué quelque chose? Cela fait-il autre chose que reculer la difficulté, et ce raisonnement est-il différent de celui qui nous dit que l'opium fait dormir, *quia est in eo virtus dormitiva?*

Ainsi, si nous n'expliquons rien en attribuant tous ces phénomènes à la disposition organique, nos adversaires n'expliquent pas plus en appelant à leur secours de prétendues propriétés; et nous avons pour nous l'avantage de ne rien supposer, de n'admettre que ce qui tombe sous nos sens, et d'arriver au dernier terme raisonnable de l'observation, c'est-à-dire l'*organisme*.

« Je ne citerai pas le parallèle que notre auteur établit entre les *forces vitales* et les *forces physiques*, c'est le même exactement que celui de Bichat; on y trouve encore que les forces vitales *s'altèrent*, qu'elles produisent un ordre spécial de phénomènes morbides; qu'à la mort les forces physiques prennent un empire absolu; que le cadavre n'est plus qu'un corps ordinaire que la pesanteur domine et que les affinités chimiques décomposent avec plus ou moins de rapidité. » Avant d'aller plus loin, je vous ferai observer que cette dernière proposition est entièrement fausse.

La raideur cadavérique n'est point un phénomène physique : aussi un célèbre partisan des *propriétés vitales* avait-il regardé la *raideur cadavérique* comme une *propriété vitale.* Ceci suffirait seul pour démontrer l'absurdité et le ridicule de cette opinion; absurdité et ridicule qu'on eût facilement évités, en faisant dépendre tous ces phénomènes de PROPRIÉTÉS ORGANIQUES. En disant *propriétés organiques*, on peut y comprendre la raideur des cadavres, puisqu'ils sont un produit organique.

Je m'étonne que, poussés par les mêmes raisonnemens, les vitalistes n'aient pas regardé la putréfaction comme l'effet d'une propriété vitale, puisque enfin elle est le propre de tous les corps qui ont reçu la vie en partage, puisqu'elle n'a pas lieu dans les corps anorganiques. Pour être conséquents, ils auraient aussi dû faire de la putrescibilité une *propriété vitale*; rien de pareil ne s'observe, en effet, hors les corps organisés.

Enfin l'auteur que nous citons termine par cette espèce de péroraison :

« L'admission des forces vitales, quoique restreinte pour chacune « dans les bornes rigoureuses que prescrivent les faits, paraîtra peut-« être encore à quelques esprits par trop positifs, et qui n'admettent « que ce qu'ils voient, une espèce de superfluité; quelques écrits ré-« cents, d'ailleurs très estimables sous une foule de rapports, sont « entachés de ce *scepticisme* outré. Leurs auteurs y proclament sans « raison, parce que leur langage est absolu, qu'il n'existe pas de forces; « que les médecins et les physiologistes, en s'élevant au dessus des « phénomènes palpables déduits de la structure matérielle des organes, « se sont égarés sans but et sans utilité dans le champ de la métaphy-« sique, et que leurs abstractions réalisées et comme personnifiées ont « eu l'inconvénient d'introduire dans le domaine de la science une « foule de principes d'esprits ou d'êtres de raison qui n'ont aucune « existence réelle (c'est bien cela). Mais ces reproches, fondés seulement « à l'égard de ces causes vagues et universelles, de ces principes sur-« naturels conçus *à priori* par le plus petit nombre, sont loin de nous « paraître applicables aux forces prises dans leur véritable sens, et « envisagées comme nous les avons conçues.

« *La théorie des forces* subsistera donc comme un fait du premier « ordre, auquel se rapportent les actes secondaires et divers de l'éco-« nomie vivante, jusqu'à ce que les *organiciens* exclusifs aient fait « jaillir, de la simple distinction des organes entre eux, de leurs élé-« mens matériels celluleux, vasculaires et nerveux, de leur contexture, « de leur composition intime, de leur union avec les humeurs, etc., « quelques raisons satisfaisantes ou même plausibles de ce qui les rend « *impressionnables*, avec ou sans perception, de ce qui les rend *mobiles* « par allongement, par raccourcissement, et de ce qui peut enfin pro-« duire en eux toutes ces *combinaisons spéciales*, qui en déterminent « la cohésion, en même temps qu'elles en changent incessamment l'*état* « et la composition intime. Au moment de la mort, tous les organes « existent incontestablement; ils se trouvent assez souvent, pour l'ana-« tomiste le plus exact, sans *lésions appréciables*. Qu'ont-ils donc perdu « pour être si différens d'eux-mêmes? Nous répondrons sans hésiter : « LES PROPRIÉTÉS ACTIVES OU LES FORCES QUI LES ONT ANIMÉS. »

N'est-ce pas là puissamment raisonner? Les auteurs ont rassemblé toutes leurs forces pour nous en accabler; c'est leur dernier coup. *A la mort, les corps vivans ont perdu la vie qui les animait :* car c'est ainsi qu'il faut traduire leurs phrases ambitieuses. Qu'il me soit permis de ne pas caractériser, par un nom qui vient dans l'esprit de tout le monde, des vérités de cette force.

Quoi! les forces vitales demeureront un fait incontestable, impérissable, parce que nous ne pourrons pas expliquer par l'organisme les sensations et la locomotion! Quoi! parce qu'un fait ne pourra s'expliquer, ce fait n'existera pas! Mais, en vérité, il faut avoir perdu le sens pour avancer de pareils raisonnemens. Encore si les forces vitales expliquaient quelque chose, je pardonnerais cette prétention; si elles expliquaient le moindre phénomène intellectuel, on pourrait les admettre : mais elles ne sont que la *vertu dormitive*, et, dès lors, où est la nécessité de les créer? Pourquoi ne pas s'en tenir à l'organisation que nous voyons? pourquoi imaginer des *forces* qui ne sont ni utiles ni nécessaires, et que nous ne voyons pas?

C'est que l'esprit humain se plaît dans les hypothèses, les abstractions, le merveilleux. Voyons maintenant où le conduit cette funeste doctrine.

Conséquences qui découlent, pour la médecine, de l'admission des propriétés vitales.

On a dit, et l'on ne cesse de dire que les discussions que nous élevons sur l'existence des propriétés vitales ne sont que des disputes de mots; qu'il importe peu que les *propriétés vitales* soient l'essence ou l'attribut des corps organisés; qu'il faut se borner à en observer les phénomènes, et laisser là la question d'antériorité d'existence, etc. C'est un moyen fort adroit de déprécier nos efforts; nous pardonnerions aisément cette tactique si elle n'entraînait les plus funestes conséquences, si elle ne produisait les applications pratiques les plus fatales à l'humanité. Et combattrions-nous avec autant d'opiniâtreté pour une question purement oiseuse? Mais les conséquences que l'on a tirées des propriétés vitales sont tellement erronées, et par conséquent si dangereuses dans leur application (car c'est ici une nouvelle preuve que l'erreur est mère de tous les maux), que nous ne croyons pas les poursuivre avec trop de persévérance.

Après avoir reconnu que tous les actes physiologiques dépendaient de propriétés particulières, la première conséquence que l'on dut en tirer, c'est que tous les actes pathologiques dépendaient de l'état anormal de ces propriétés. On reconnut que *toutes les maladies dépendaient de l'altération des propriétés vitales*. La conséquence était inévitable et rigoureuse dans la manière de raisonner de nos adversaires; si les propriétés vitales présidaient aux actes physiologiques, il était de toute nécessité qu'elles présidassent aux actes pathologiques. Aussi n'ont-ils pas manqué de dire que les maladies n'étaient autre chose que le résultat de l'augmentation, de la diminution et de l'altération des propriétés vitales. M. Broussais, en simplifiant Brown et Bichat, les faisait dépendre de l'augmentation de l'irritabilité, c'est-à-dire de l'irritation.

Pour que l'on ne puisse pas révoquer en doute ce que nous avançons, pour que l'on ne pense pas que nous prêtons des erreurs à nos adversaires, nous allons transcrire leurs propres paroles; c'est Bichat qui s'est chargé de tirer les conséquences que nous allons entendre : « Les végétaux, dit-il, n'ont que des fonctions relatives à leurs « propriétés.... par la même raison la liste de leurs maladies est moins « nombreuse. Ils ont de moins toute la classe des maladies nerveuses, « où la *sensibilité animale* joue un si grand rôle; toutes celles des con- « vulsions ou des paralysies, que la CONTRACTILITÉ ANIMALE, AUGMENTÉE « OU DIMINUÉE, CONSTITUE; toutes celles des fièvres, toutes les affections « gastriques, etc., *qui sont un trouble manifeste dans la contractilité or- « ganique sensible, etc.*: des tumeurs de nature diverse, des exhalations « augmentées, le marasme, etc. : voilà les maladies des végétaux; « elles supposent toutes un trouble dans la *sensibilité organique et dans « la contractilité insensible* correspondante [1].

« Ces deux dernières propriétés ont évidemment sous leur dépen- « dance, dans l'état de santé, tous les phénomènes de la circulation

[1] *Anat. génér.*, XLII et suiv.

« capillaire, des sécrétions, des absorptions, des exhalations, de la « nutrition, etc. Aussi, en traitant de ces fonctions, faut-il toujours « remonter à ces propriétés. *Dans l'état de maladie*, tous les phéno- « mènes qui supposent un trouble dans ces fonctions dérivent évi- « demment *d'une lésion de ces propriétés.* » Vous l'entendez, tous les phénomènes qui supposent un trouble dans ces fonctions dérivent évidemment d'une lésion de ces propriétés. Mais voici qui est plus fort : « Inflammation, formation du pus, induration, résolution, hémorrha- « gies; augmentation contre nature, ou suppression des sécrétions; « exhalation accrue, comme dans les hydropisies; diminuée ou devenue « nulle, comme dans les adhérences; absorptions troublées de l'une ou « l'autre manière; nutrition altérée en plus ou en moins, ou bien pré « sentant des phénomènes contre nature, comme dans la formation des « tumeurs, des kystes, des cicatrices, etc. etc. Voilà une série de « symptômes morbifiques, qui suppose évidemment une lésion, un « trouble quelconque dans les deux propriétés précédentes.

« Dans les maladies, tous les phénomènes des vomissemens, des « diarrhées, une grande partie de l'innombrable série de ceux du pouls, « se rapportent en dernier résultat à *un trouble de la contractilité orga- « nique sensible.*

« Les convulsions, les spasmes, les paralysies, etc. etc., sont dus à « des augmentations ou à des diminutions *de la contractilité animale.* ». Ce sont toujours les propres paroles de Bichat, qui ajoute : « Examinez « tous les phénomènes physiologiques, tous ceux des maladies, vous « verrez qu'il n'en est aucun qui ne puisse, en dernier résultat, se rap- « porter à une *des propriétés* dont je viens de parler. »

Si ce système n'était qu'une combinaison de l'esprit, une hypothèse ingénieuse créée pour se rendre compte des phénomènes de la nature, on pourrait le pardonner (quoique, lorsqu'il s'agit d'intérêts aussi graves que la santé et la vie des hommes, on ne puisse proscrire les systèmes avec trop de sévérité) : mais il n'en est pas ainsi. Ne croyez pas que Bichat s'en tînt à imaginer une simple explication des actes de la vie ; il en voulait toutes les conséquences d'application. Écoutez-le parler lui-même : « La vérité incontestable de cette assertion nous mène à une

« conséquence non moins certaine *pour le traitement des maladies*, sa-« voir, que tout moyen curatif n'a pour but *que de ramener les propriétés* « *vitales altérées au type qui leur est naturel.* Tout moyen qui, dans « l'inflammation locale, ne diminue pas la sensibilité organique aug-« mentée; qui, dans les *œdématies*, les *infiltrations*, *etc.*, *n'augmente* « *pas cette propriété totalement diminuée* qui, dans les convulsions, *ne* « *ramène pas à un degré plus bas la contractilité animale, qui ne* « *l'élève pas à un degré plus haut dans la* PARALYSIE, etc., manque « essentiellement son but, il est contre-indiqué. »

Vous sentez combien sont terribles ces conséquences; et pendant trente ans elles ont eu leur application rigoureuse!

Les esprits disposés en faveur de Bichat pourraient peut-être prétendre qu'il n'entendait rendre les propriétés vitales à leur type normal que par des moyens qui ramèneraient l'organe lui-même à son état physiologique; que dans les infiltrations il attaquerait la maladie primitive; que dans la paralysie il attaquerait, par des moyens divers, la congestion, l'hémorragie, le ramollissement ou la maladie organique qui la détermine. Qu'ils se détrompent? Bichat n'a pas même laissé ce faux-fuyant à la bienveillance, en proposant une nouvelle classification des médicamens, fondée sur leur manière d'agir sur les propriétés vitales; il dit : « Nous avons vu que dans les inflammations il y avait « exaltation de la sensibilité organique et de contractilité insensible : « eh bien! diminuez cette exaltation par les cataplasmes, les fomenta-« tions, par les bains locaux, etc. Dans certaines infiltrations, dans « des tumeurs blanches, etc., il y a diminution de ces propriétés : exal-« tez-les par les applications de vin, de toutes les substances qu'on « appelle fortifiantes, etc.... Le vin, les substances ferrugineuses, sou-« vent les acides, etc., raniment la contractilité insensible et la tonicité « dans tout le système ; ce sont des toniques généraux, etc.

« Plusieurs médicamens sont particulièrement dirigés sur la contrac-« tilité organique sensible : les uns augmentent cette propriété diminuée ; « d'autres la diminuent lorsqu'elle est trop exaltée..... Les substances « médicamenteuses ont aussi leur influence sur la contractilité ani-« male · tout ce qui produit une vive excitation à l'extérieur, comme

« les vésicatoires, les frottemens divers, l'urtication, etc., *ranime cette « propriété assoupie dans la paralysie....,* »

Eh bien! voilà la médecine où conduit le système des propriétés vitales.

Je ne prends que cet exemple, parce qu'il est un des plus frappans; il conduit à administrer, dans la paralysie, qui est une diminution de la contractilité animale, tout ce qui peut augmenter cette contractilité: ainsi les alcooliques, les aromatiques, les toniques, l'*arnica*, la mélisse, les vulnéraires, la noix vomique, le muriate d'ammoniaque; enfin toutes les substances incendiaires que les formulaires vous indiquent comme pouvant augmenter la contractilité animale. Et voilà le médecin, frottant les membres paralysés avec les cantharides, l'ammoniaque, les alcooliques, dans l'espoir de rappeler, d'augmenter la contractilité; voilà les célèbres Hallé et Mauduyt faisant assaut d'exactitude pour administrer l'électricité à cinquante et un paralytiques, bercés de la même espérance : aussi disait-on que le premier de ces médecins était malheureux dans sa pratique. Je le crois bien.

Pensez-vous que si ces médecins, au lieu d'agir ainsi, eussent cherché à savoir de quelle lésion cérébrale dépendait la paralysie, ils n'eussent pas agi plus sagement, d'une manière plus philosophique, et surtout moins funeste pour leurs malades. Vous le voyez, l'admission des propriétés vitales conduit à administrer sans discernement les drogues, non seulement les moins indiquées, mais même les plus meurtrières; elle conduit à tuer les malades. Il me semble que ce n'est pas là une simple dispute de mots, et que l'erreur vaut bien la peine d'être combattue à outrance. C'est cependant cette doctrine que depuis trente ans on voue à notre admiration.

Conséquences qui découlent, pour la médecine, de la non admission des propriétés vitales.

Nous venons de voir quelles conséquences funestes on doit naturellement tirer de l'admission des *propriétés vitales*. En signalant le danger de ces hypothèses, on a déja senti combien il était important de les combattre et de les faire rejeter; vous avez compris que ce n'était point des disputes de mots, mais bien de choses et de choses de la plus haute importance, puisqu'il y allait de la vie de nos semblables. Vous allez sentir bien plus vivement encore la nécessité de les rejeter, lorsque vous allez connaître tous les bienfaits qui découlent de la manière de voir opposée.

En considérant tous les phénomènes vitaux comme des effets de l'organisation, et non comme le résultat de *propriétés* ou de *forces particulières*, quelle est la première conséquence que nous devons en tirer? N'est-ce pas que ces actes, phénomènes secondaires, doivent être réguliers ou irréguliers, suivant que les organes ou les instrumens chargés de les produire, sont dans un état normal ou anormal. L'état normal des organes et les actes réguliers constitueront l'état sain ou physiologique; l'état anormal des organes et les actes irréguliers constitueront l'état malade ou pathologique. N'est-il pas vrai que lorsqu'un acte vital, ou bien mieux un *acte organique* sera irrégulier, vous en chercherez sur-le-champ la cause dans l'état anormal de l'organe, et non dans l'altération d'une prétendue propriété vitale? Qu'y a-t-il de plus simple, de plus clair, de plus rigoureux que ces propositions?

Tout dérangement fonctionnel vous conduira donc nécessairement à rechercher, non quelle est la propriété vitale lésée, mais bien quel est l'organe altéré; en second lieu, de quelle manière il est altéré, quel est le siége, la nature, l'étendue de l'altération? c'est-à-dire à rechercher et reconnaître le diagnostic précis de la maladie que vous avez à combattre, et par conséquent à n'administrer que des moyens rationnels, qui ne seront jamais nuisibles et qui seront souvent utiles.

C'est en ne considérant les fonctions que comme des actes organiques, que nous avons été conduits à chercher dans le cerveau, c'est-à-dire dans l'organe des mouvemens, les maladies diverses qui occasionnent la paralysie et les convulsions. Nous n'avons vu dans la paralysie qu'une fonction altérée, c'est-à-dire l'effet d'une altération d'organe, et non l'altération d'une propriété vitale. Dès-lors nous avons dû chercher quelle était l'altération organique, sa nature, son siége, son étendue. Nous avons dû chercher si cette nature, ce siége, cette étendue, étaient différens, et si cette différence devaient en imprimer au pronostic et au traitement. Nous avons reconnu que la paralysie pouvait dépendre de congestion, d'inflammation, d'hémorrhagie, de tumeurs osseuses, fongueuses, cancéreuses, de tubercules, de kystes, etc.; et nous avons facilement conclu que le traitement devait varier. Alors, au lieu de frictionner, galvaniser, tonifier, rubéfier nos malades, pour augmenter les propriétés vitales, nous avons employé le traitement qui convenait à chacune de ces altérations. Et dès ce moment, sentant toute l'importance de nos principes, nous avons mis toute notre attention à distinguer, par des signes précis, toutes les maladies du cerveau.

Nos principes nous ont conduit à ne regarder que comme des effets, c'est-à-dire des phénomènes purement consécutifs, une foule de symptômes qu'on regardait comme des maladies idiopathiques : les hydropisies, les œdèmes, par exemple, dont le volume était mesuré et dont la quantité du liquide contenu était appréciée avec une précision vraiment puérile; les asthmes et la plupart des maladies dites nerveuses. Enfin, si nous voulions dérouler toutes les heureuses conséquences de la médecine organique, il faudrait faire passer devant nos yeux l'immense série des infirmités humaines. C'est au lit du malade qu'on peut surtout en faire l'application; c'est là qu'on peut voir combien la nature se montre complaisante à confirmer nos assertions, combien nos principes simples et clairs s'appliquent avec facilité, combien les difficultés s'aplanissent, combien la médecine devient satisfaisante pour l'esprit, puisqu'elle nous permet de croire à sa certitude et nous donne l'espoir consolant d'être utile aux hommes!

Ainsi, il n'existe, avons-nous dit, et ne saurait exister dans l'économie animale vivante que des organes et des fonctions : les fonctions ne sont autre chose que des organes en exercice; tout ce qui n'est pas organe, principe d'organe, effets d'organe, n'est rien pour le médecin.

Il n'en a que faire, en effet, pour se rendre compte de tous les phénomènes de l'organisme. Une fois cette première proposition, qui nous paraît incontestable, reçue, une seconde en découle naturellement, c'est que : *si les organes sont sains, leur exercice aura lieu suivant un type donné, qui constituera l'état normal ou physiologique.* Par la même raison, *si les organes sont dans l'état morbide, leur exercice n'aura plus lieu suivant l'état normal, il y aura donc dérangement des fonctions.* La conséquence est immédiate et rigoureuse. Si la fonction n'est qu'un résultat, qu'un effet, elle ne pourra être pervertie sans que l'organe, ou le système d'organe qui l'exécute, soit altéré d'une manière quelconque, primitive ou consécutive, légère ou profonde, fugace ou persistante, sensible ou insensible à nos divers moyens d'investigation. Nous ne pouvons trop revenir là-dessus.

Ainsi donc, si les organes, dans l'état de maladie, ne doivent plus exécuter que des fonctions perverties, on en déduira cette conséquence si précieuse pour le diagnostic, à savoir, que lorsqu'une fonction est altérée, l'organe qui en est chargé n'est pas dans son état physiologique. Passons à une autre proposition.

Tous les organes peuvent être primitivement malades.

Dans le principe de la doctrine physiologique, on a soutenu, avec toute la chaleur dont son inventeur est capable, qu'il n'y avait jamais que l'estomac qui pût être *primitivement* malade ; que lorsque les autres organes le devenaient, c'était toujours consécutivement à celui-ci. On nous dira que cette opinion est déja abandonnée depuis long-temps, et qu'elle ne devrait plus être rappelée; mais c'est pour nous en féliciter, c'est pour dire combien nous nous trouvons heureux des concessions qu'on a faites, puisque c'est en faveur de la vérité, la plus forte preuve que nous puissions donner. Mais ce n'est pas sans peine que nous avons obtenu d'abord que le cerveau pouvait être malade indépendamment de l'estomac, et plus tard, que les poumons pouvaient jouir aussi de ce triste privilége.

On ne saurait croire quelle satisfaction nous ont causée ces deux espèces de conquêtes. Espérons qu'avec quelques concessions encore nous finirons par nous entendre!

Si le cerveau, si les poumons peuvent être malades directement par l'action de leurs excitans naturels, pourquoi les autres viscères, pourquoi le cœur, les reins, l'utérus, la peau, etc., ne seraient-ils pas aussi affectés primitivement, sans que l'estomac le fût avant ou après eux? Qu'est-ce qui empêche qu'une cause ne porte son action directement sur l'un de ces organes? Les impressions des sens, les passions, les excès dans les travaux intellectuels, ne peuvent-ils pas agir directement sur le cerveau? ont-ils besoin pour cela de passer par l'estomac? Les cris, le chant, la respiration d'un air froid, ne peuvent-ils pas déterminer une angine, une pleurésie, une hémoptysie, sans agir sur l'estomac? et si tous ces modificateurs de l'organisme peuvent altérer les viscères dont ils sont les excitans naturels, pourquoi les autres organes ne pourraient-ils pas aussi être frappés primitivement par les excitans qui leur sont propres?

Tous nos organes sont composés des mêmes élémens; il entre dans tous les vaisseaux sanguins, artériels et veineux; dans tous, des nerfs, des vaisseaux lymphatiques; tous ont un parenchyme, un tissu particulier et un tissu général; tous ont leurs excitans propres. Pourquoi donc les uns seraient-ils susceptibles de devenir malades, et les autres ne le seraient-ils pas? Nous pensons que cette proposition n'est pas soutenable, et qu'on doit admettre que *tous nos organes peuvent devenir primitivement malades, indépendamment les uns des autres, sans qu'il soit nécessaire que l'un d'eux, et toujours le même, soit préalablement affecté*: on peut ajouter qu'*il n'est pas plus nécessaire qu'il devienne malade d'une manière consécutive.*

Une autra conséquence de cette vérité, c'est que, lorsqu'un organe est multiple, c'est-à-dire lorsque plusieurs de ses parties ont des attributs différens, président à des fonctions différentes, ces parties peuvent être malades indépendamment les unes des autres. Ce principe est de la plus grande utilité dans le diagnostic des maladies, et surtout dans la distinction des affections du cerveau. La proposition suivante nous paraît aussi incontestable.

Nos fluides sont susceptibles de maladie.

Nos organes ne sont pas seulement formés d'élémens solides, une plus grande quantité de fluides entre dans leur composition, ces fluides sont combinés avec nos tissus, renfermés dans des cavités où ils séjournent, etc. Ces fluides sont loin d'être simples et indécomposables : or, par une loi invariable de la nature, tous les corps composés sont susceptibles d'altération, de décomposition ; donc ces fluides sont susceptibles de s'altérer. Dans l'état actuel de la science, nous ignorons complètement la nature de ces sortes d'altérations ; elles ont jusqu'ici échappé à nos recherches. Mais on ne peut arguer de là contre leur existence ; et c'est commettre une grande faute de raisonnement que de nier l'existence d'une chose par cela seul qu'elle n'est pas encore tombée sous nos sens. Les solidistes exclusifs prétendent que les fluides étant toujours le résultat du travail d'un organe, celui-ci doit être altéré préalablement au fluide ; que lorsqu'il circule dans des canaux, comme le sang, etc., ces conduits doivent être malades avant que le fluide qu'ils contiennent soit altéré. Mais il est facile de voir combien ce raisonnement est peu fondé : car, à supposer que tous les fluides soient le résultat d'un organe, rien n'empêche qu'une cause morbifère n'agisse directement sur le fluide sécrété, contenu dans des vaisseaux ou des réservoirs particuliers, sans agir sur ces vaisseaux ou sur ces réservoirs. Il nous semble que rien ne peut empêcher l'action profonde du calorique, ou de tout autre agent. Mais prenons un exemple qui ne soit contesté par personne, et qui fasse voir que les fluides peuvent être viciés d'une manière primitive.

Un individu se trouve placé dans telles circonstances qu'il ne peut faire usage habituellement que d'alimens et de boissons insalubres. Cette supposition n'est que trop admissible : combien de malheureux, à qui la fortune a dénié les premiers moyens d'existence, ne sont-ils pas forcés de suivre un pareil régime ? Les personnes qui font des voyages de long cours, ne faisant usage que de viandes salées, de biscuit et d'eaux croupies ; les habitans des villes assiégées, mangeant la chair des animaux domestiques, et quelquefois celle de leurs semblables ; et les peuples entiers que la famine dévore ne justifient que trop cette affligeante supposition. On conçoit facilement que ces alimens et ces boissons dépravés peuvent fort bien ne pas agir sur le tissu des intestins ; ils ne sont pas assez délétères pour cela : mais leur usage journalier donnera lieu à un chyle de mauvaise nature, le sang qui en résultera ne pourra être de bonne qualité, il sera sensiblement altéré, et exercera une funeste influence sur l'économie animale tout entière. Le sang étant le réparateur et le stimulant de tous les organes, ceux-ci devront tomber dans un collapsus plus ou moins profond. De là, des lassitudes générales, spontanées, c'est-à-dire sans causes évidentes; les tissus deviendront lâches et mous; la peau sera pâle, décolorée; la figure abattue, jaunâtre; l'appétit nul, la digestion pénible, la défécation fétide; la respiration anxieuse et gênée; le pouls mou, petit, concentré, l'absorption languissante, la tête pesante, l'intelligence tardive, la mémoire infidèle, l'humeur chagrine, le sommeil lourd, peu réparateur; la copulation impossible; le moindre exercice suivi d'une fatigue insupportable. Bientôt des ecchymoses de diverses grandeurs se feront remarquer sur différentes parties du corps, principalement sur les membres et aux endroits les plus déclives, les gencives se boursoufleront et deviendront saignantes; des hémorrhagies d'un sang noir et fluide se déclareront, une infiltration générale surviendra, et le malheureux pourra succomber s'il est forcé de continuer le même régime, et si l'on ne substitue pas à ces alimens une nourriture plus saine et des boissons plus généreuses.

Des phénomènes analogues ou différens pourront être produits par la respiration d'un air délétère, tel que celui des marais, celui des amphithéâtres; enfin celui qui renferme une quantité plus ou moins grande des matières organiques en décomposition. Cet air incessamment introduit dans les poumons n'en altèrera nullement le tissu; mais le sang qui vient s'y imprégner à chaque instant des principes de cet air en recevra-t-il une influence aussi heureuse, aussi favorable, qu'il la recevrait de l'air pur et embaumé d'une vaste et belle campagne? non sans doute : et il ne tardera pas de se vicier au point de donner naissance aux accidens les plus fâcheux. Telle est incontestablement la cause des maladies qui ravagent les bords des marais Pontins. Telle est aussi la cause de tous les typhus, des maladies pestilentielles qui dévastent des contrées entières.

Ainsi le sang pourra être influencé directement par les alimens, par les boissons, par l'air atmosphérique. Mais s'il peut l'être par ces causes que nous apprécions facilement, qui osera contester qu'il puisse l'être par d'autres qui nous échappent? qui peut nous assurer que le calorique, l'électricité, la lumière, et surtout une multitude de principes fugitifs, n'exercent pas sur ce liquide une influence quelconque?

Nous venons de voir que le sang pouvait être altéré dans sa composition: combien nous sera-t-il plus facile de démontrer qu'il peut être trop abondant, trop riche en matériaux réparateurs! Un régime alimentaire trop succulent, l'usage habituel de vins exquis, l'inaction, le repos d'esprit, la tranquillité d'ame, la continence, etc.; en un mot des pertes légères, une réparation surabondante, ne produiront-ils pas infailliblement cet effet? l'individu placé dans ces circonstances ne tardera pas à présenter des phénomènes particuliers; ces phénomènes seront produits par la congestion de tous les organes et seront caractérisés par les signes suivans: la face sera rouge et animée, les yeux brillans, les les lèvres vermeilles, la peau sera chaude, halitueuse, rosée, légèrement tuméfiée; les veines seront saillantes, le pouls fort, fréquent, développé; les battemens du cœur se feront sentir avec véhémence; ils seront quelquefois intervertis dans leur type naturel. La respiration sera accélérée, gênée; il existera de l'oppression causée par la présence, dans le tissu pulmonaire, d'une trop grande quantité de sang, la même cause pourra occasionner des douleurs intestinales et pervertir la digestion, l'urine sera fortement colorée.

Une céphalalgie ou plutôt une pesanteur de tête incommode, une insomnie opiniâtre ou une somnolence invincible tourmenteront le malade; il existera des douleurs dans les membres, des lassitudes spontanées. Tels seront les résultats inévitables d'une hématose trop facile et trop riche.

Maintenant, un individu placé dans des circonstances inverses ne devra-t-il pas offrir un état contraire?

Des alimens insuffisans, l'usage forcé de l'eau simple, des veilles prolongées, des travaux d'esprit long-temps continués, un exercice pénible et immodéré; des excès dans les plaisirs de l'amour; enfin, des pertes excessives, une réparation indigente, ne produiront-ils pas des effets opposés?

Face pâle, lèvres décolorées, yeux ternes et languissans, maigreur générale, peau froide; faiblesse, lenteur du pouls, contractions du cœur insensibles; gêne de la respiration, déterminée par le défaut de puissance inspiratrice et par celui des stimulans nécessaires; sécrétions lentes, urines ténues; sentiment profond de faiblesse, désir du repos, incapacité morale et intellectuelle, sommeil imparfait, locomotion presque impossible, ne seront-ils pas le tableau fidèle des effets déterminés par ces dernières causes?

Ainsi nous venons de voir le sang altéré dans sa composition, pécher par sa quantité ou trop grande ou trop petite. Mais la lymphe, mais l'agent nerveux, mais les fluides sécrétés et contenus dans des réservoirs particuliers, par quel privilége seraient-ils à l'abri des mêmes altérations, des mêmes excès, des mêmes défauts?

Concluons qu'il faut reconnaître que *nos fluides peuvent être primitivement malades.*

A Dieu ne plaise que nous voulions faire revivre les ténèbres de l'antique humorisme! Mais aussi loin de nous l'intention de nier l'existence d'un fait par cela seul que ce fait échappe à nos explications!

Avant tout, nous devons rendre hommage à la vérité. Il est malheureux, sans doute, que les altérations des fluides soient encore peu connues; mais est-ce une raison pour les rejeter? Aura-t-on fait faire de grands progrès à la science, lorsqu'on aura taxé de chimères toutes les recherches faites sur ce sujet, en détournant les bons esprits de se livrer à ces pénibles investigations? Dire qu'une chose n'existe pas est sans doute fort commode, lorsque cette chose nous gêne; mais cela fait-il que cette chose n'existe réellement point? Mieux vaudrait alors prendre le parti plus simple encore de nier toutes les maladies.

Nous nous sommes assez longuement étendu sur ce sujet, parce qu'on regardait depuis long-temps cette question comme entièrement résolue par la négative.

Nous devons nous hâter de dire que les maladies des fluides sont bien plus rares que celles des solides. Nous pensons que c'est aux premiers qu'appartiennent certaines maladies générales, telles que l'hystérie, l'épilepsie, la catalepsie, la pléthore, l'anémie, la plupart des affections caractérisées par une spécialité, etc.; mais ces maladies sont dans une proportion bien faible, si on les compare à celles qui frappent le tissu même de nos organes.

Ceci nous conduit naturellement à cette autre proposition fondamentale de notre système.

Il ne peut pas n'exister qu'une seule et même affection.

Nous pensons que l'espèce humaine est malheureusement en butte à une multitude d'affections différentes.

Nous bornerons nos objections à un petit nombre d'exemples, nous réservant de les multiplier par la suite, si cela est nécessaire, et si l'occasion s'en présente.

On a dit que toutes les phlegmasies de la peau n'étaient que consécutives de l'irritation gastrique; on a ajouté de plus qu'il n'existait pas de maladies spécifiques. Les malheureuses expériences tentées récemment par quelques élèves en médecine, sur la non contagion de la syphilis, prouvent assez qu'ils étaient imbus de ces principes. Eh bien! j'accorde pour un moment que toutes les inflammations de la peau sont consécutives de celle de l'estomac; qu'on me dise alors pourquoi toutes les gastrites ne sont pas suivies de toutes les phlegmasies de la peau à la fois? pourquoi toutes les gastrites ne sont pas des érysipèles, des zonas, des scarlatines, des teignes, des varioles, etc.? Je choisis ces exemples parce qu'ils tombent sous les sens. Comment se fait-il qu'une gastrite donne lieu à un zona, éruption si extraordinaire pour son siége? Pourquoi une autre occasionne la variole; une troisième la teigne, etc.? Il faut bien admettre qu'il y a spécialité. Si on s'obstine à le nier sans preuve, qu'on me dise comment il se fait que la gastrite développée par la vaccine, pour m'exprimer dans le nouveau langage, comment la gastrite, dis-je, développée par la vaccine, préserve de la gastrite qui développe la petite-vérole, et ne préserve pas des autres? Pourquoi une gastrite ordinaire ne met-elle pas à l'abri de la variole, et pourquoi la variole, qui préserve d'une nouvelle gastrite variolique, ne préserve-t-elle pas de toutes les gastrites possibles, ce qui serait un grand bienfait? C'est qu'il existe sans doute autre chose que la gastrite, ou plutôt c'est que la gastrite n'est qu'une chimère surajoutée à l'histoire des maladies dont nous parlons. Les phlegmasies de la peau sont des phlegmasies de la peau, et non des gastrites; elles peuvent exister ensemble et séparément; et la plupart des affections cutanées, ainsi que beaucoup d'autres, reconnaissent une spécialité incontestable.

Certes, il serait à désirer qu'il n'existât qu'une maladie; mais il suffit malheureusement d'ouvrir les yeux pour être convaincu que la nature n'a pas été moins féconde dans les maux auxquels elle nous a exposés, que dans les biens qu'elle nous a dispensés avec profusion.

Quelque pénibles qu'elles soient, ces vérités doivent être connues, car elles nous mettront sur nos gardes, et nous feront chercher à toutes les maladies leur véritable remède.

Les forces varient dans tous les individus.

S'il est une circonstance qui doive puissamment modifier le traitement des maladies, c'est assurément le degré de forces des malades. Il était réservé à notre époque de voir nier une vérité aussi palpable. C'est cependant ce qu'il a fallu faire pour établir la nécessité d'un traitement toujours le même. C'est avec une opiniâtreté singulière qu'on s'est élevé contre l'appréciation des forces que nous considérons comme la source la plus précieuse des plus importantes indications thérapeutiques.

Tous les sujets sont loin d'être doués des mêmes forces, et il y a ici autant de différences que d'individus; mais il n'est pas aussi facile qu'on pense de déterminer la somme de forces départies à chacun.

On doit, ce nous semble, entendre par *force* un développement avantageux de tous les organes; l'aisance, la facilité, l'énergie dans l'execution de toutes les fonctions; la fermeté des chairs, leur coloration légèrement animée, la médiocrité de l'embonpoint, la largeur des cavités, la texture saine et solide de tous les viscères, tels seront les attributs de la force et de la santé. La prédominance d'un seul organe ou d'un seul système d'organes, tel que le système locomoteur, circulatoire ou tout autre, ne saurait constituer la force, comme on le croit communément. L'homme qui se trouve doué des qualités précieuses que nous venons d'énumérer peut résister avec avantage aux causes morbifiques qui nous assiégent; c'est avec impunité qu'il bravera la veille, les travaux, les chagrins, l'inclémence des saisons, qu'il pourra commettre des excès dans tous les genres. Aussi faudra-t-il des causes bien plus violentes pour altérer ses organes, ses maladies seront-elles bien plus violentes, et le traitement à employer devra-t-il être bien plus actif que dans tout autre individu.

Le sujet faible se reconnaîtra à la difficulté, à la lenteur de toutes les fonctions; chez lui la peau sera décolorée, le visage pâle, les membres grêles et décharnés, les chairs flasques et molles, les cavités étroites, les viscères lâches et peu volumineux; la digestion sera pénible, l'appétit peu prononcé, les intestins paresseux; la respiration lente et gênée; le pouls petit, à peine sensible, la peau froide; le moindre exercice sera suivi d'une fatigue profonde, les moindres causes le rendront malade. Si cet être faible languit dans la misère, s'il est soumis à un mauvais régime, s'il éprouve des privations cruelles, une abstinence prolongée; s'il est épuisé par des évacuations excessives, des hémorrhagies réitérées, des suppurations abondantes, soumettrez-vous cet individu au même traitement que le précédent? non, sans doute; et si un malheureux de cette espèce avait une douleur à l'épigastre, après avoir souffert plusieurs jours de la faim, vous ne lui appliqueriez pas des sangsues sur le ventre, mais vous lui donneriez quelques alimens réparateurs qui le soustrairaient à une mort certaine.

On nous objectera sans doute que les deux extrêmes dont nous venons de tracer le tableau ne sont pas deux choses opposées, mais seulement deux degrés différents d'une même chose; que ce n'est qu'un plus ou moins, et l'on en tirera cette conséquence que ces deux états n'exigent pas des moyens opposés, mais seulement un degré différent d'un même moyen.

Cette objection n'est que spécieuse. Il est tout aussi exact de dire que les ténèbres les plus profondes et la lumière la plus éclatante ne sont que des degrés différens d'une même chose et non deux choses opposées, que de prétendre que la force et la faiblesse sont identiques à des degrés différens : jamais personne a-t-il prétendu que la nuit et le jour ne fussent qu'une même chose? Il est difficile, ce nous semble, de contester ces propositions.

Ces considérations sont, comme on va le voir, de la plus haute importance pour la thérapeutique; car on devra conclure rigoureusement que la même maladie arrivant chez les sujets placés dans les deux états opposés que nous avons décrits devra être traitée d'une manière toute différente.

Je vais plus loin, et je pose un principe aussi incontestable que les précédens : un certain degré de force est indispensable pour opérer la résolution des maladies; si ce degré de force n'était pas nécessaire, il s'ensuivrait rigoureusement que la résolution devrait toujours s'opérer, que le malade ne serait jamais trop faible. L'expérience journalière démontre assez la fausseté de cette assertion.

Mais s'il faut un degré de force donné pour que la résolution des maladies ait lieu, il doit arriver souvent que le malade se trouve au dessus de ce degré de force, et dès lors on devra l'y faire descendre; et il devra arriver aussi qu'il sera quelquefois au dessous de ce degré, et dès lors on devra l'y faire monter. Peu nous importe qu'on taxe ceci de *brownisme*, nous croyons que ce que nous avançons est l'expression exacte de la vérité.

Nous devons ajouter que les états intermédiaires entre la force et la faiblesse sont ceux qui se présentent le plus fréquemment, et de là vient le triomphe momentané de toutes les espèces de traitemens. Les moyens les plus opposés n'empêchent pas les malades de guérir. Les toniques et les débilitans peuvent être prônés avec la même bonne foi, et produire les mêmes succès. Les seuls cas extrêmes sont ceux où ces moyens pourraient nuire s'ils étaient employés à contre-sens, c'est-à-dire si l'on donnait du quinquina à un athlète et des sangsues à un octogénaire expirant. Heureusement pour l'humanité, ces cas sont hors de litige.

Tels sont les principes auxquels nous a conduit une observation longue et attentive de la nature vivante et morte. C'est le scapel à la main que nous sommes arrivé à ces conclusions qui nous paraissent aujourd'hui l'expression de la vérité, et qui doivent, ce nous semble, servir de point de départ pour les progrès ultérieurs de la science. Mais, bien que convaincu de leur vérité et surtout de leur utilité, nous n'hésiterions pas un seul instant à les sacrifier, bien que ces principes soient le résultat des travaux de toute notre vie, si l'on venait à nous démontrer leur fausseté.

§ III.

MANIÈRE DE PROCÉDER A L'ENSEIGNEMENT CLINIQUE.

Dispositions morales qu'il faut apporter dans l'enseignement et dans l'étude de la médecine clinique.

Lorsqu'on réfléchit à l'immense responsabilité dont le médecin se trouve chargé; lorsqu'on pense qu'il tient dans ses mains les destinées des familles et quelquefois même celles des empires; qu'il est toujours dépositaire du bien le plus précieux de ses pareils, la santé et la vie, on ne peut voir sans frémir les conséquences de la moindre faute, de l'erreur la plus légère. Mais si une erreur, si une faute partielle, peuvent causer de si grands maux, que sera-ce si une erreur propagée par l'autorité d'un maître, vient à être considérée comme une vérité par une génération entière de médecins. Que de victimes vont payer de leurs têtes son application meurtrière! De quel crime ne serait pas coupable le médecin qui propagerait l'erreur avec connaissance de cause!

La première vertu d'un professeur de clinique est un amour ardent et pur de la vérité! La vérité seule est éternelle; l'erreur peut régner un moment, mais enfin elle disparaît, et ne laisse après elle que les traces et les souvenirs funestes des maux qu'elle a produits. Dire la vérité, est donc la plus grande gloire à laquelle puisse aspirer le médecin observateur. La gloire des Hippocrate, des Sydenham, des Morgagni, sur quelle autre base repose-t-elle que sur la vérité de leurs observations? et si quelques taches déparent leur mérite, n'est-ce pas parce qu'avec de grandes vérités, ils nous ont aussi transmis de grandes erreurs?

L'observation étant le creuset où s'épurent toutes les doctrines, nous devons nous estimer heureux de pouvoir profiter de ses bienfaits. Si les temps modernes sont supérieurs aux temps antiques, c'est sans contredit par ces établissemens destinés à admettre l'indigence souffrante. Les hôpitaux honorent notre âge et l'humanité; mais leur utilité ne se borne pas à mettre un terme aux douleurs des malheureux, ils sont encore une source précieuse, féconde, inépuisable d'instruction; c'est là que se trouvent réunies dans un espace circonscrit toutes les maladies qui affligent l'espèce humaine. C'est là qu'en peu de temps on acquiert une précoce expérience, hâtée par l'abondance des moyens d'instruction. C'est là, c'est au lit du malade qu'on peut vérifier les prétendus oracles que quelques esprits dominateurs se plaisent à dicter.

Mais c'est peu que d'avoir devant nous des matériaux d'instruction multipliés, si nous n'apportons en même temps dans nos études des dispositions d'esprit propres à nous en faire recueillir tous les fruits. En vain mille sujets intéressans seraient-ils présentés à nos regards, si nos yeux étaient couverts du bandeau de la prévention. Il ne saurait exister une disposition plus contraire aux progrès des sciences. A quoi bon, en effet, chercher à faire reconnaître à un esprit prévenu les signes d'une maladie, s'il est persuadé d'avance de leur fausseté? A quoi bon même, interrogeant en sa présence les restes inanimés de l'homme, vouloir lui faire reconnaître les altérations des organes? ne verra-t-il pas toujours, selon sa disposition, rouge ce qui est blanc, ou blanc ce qui est rouge; et, selon son caractère plus ou moins impétueux, n'ira-t-il pas jusqu'à exiger par la violence que vous voyiez comme lui? Cet étrange aveuglement n'est-il pas propre à faire faire à la science des pas rétrogrades?

Le doute est donc la disposition d'esprit la plus heureuse pour marcher sans s'égarer dans le chemin de la vérité. Mais par le doute nous ne voulons pas dire l'incrédulité. L'incrédulité dans les sciences est une disposition aussi contraire à leurs progrès qu'une confiance aveugle. Si celle-ci adopte également les vérités et les erreurs, celle-là repousse également et les erreurs et les vérités. Celui qui croit tout sans examen fait preuve d'une ignorance timide et paresseuse, il se condamne à la nullité de penser; celui qui ne croit rien fait preuve d'une ignorance présomptueuse, il se condamne à la nullité de savoir. Ainsi, lorsqu'un fait s'offre à notre observation, quelque extraordinaire qu'il nous paraisse, gardons-nous bien de dire qu'il est faux avant de l'avoir examiné de toute la force de nos sens et de notre intelligence; rien n'annoncerait un orgueil plus téméraire et plus ridicule que de rejeter des observations, par cela seul qu'elles seraient contraires à notre manière de voir : mais gardons-nous également d'adopter sans examen les faits même les plus vraisemblables; l'erreur pourrait être la suite de notre facilité. Le doute est loin d'être le propre de l'ignorance, il est au contraire le partage du savoir.

Cependant, quoique le scepticisme soit la disposition d'esprit la plus heureuse pour acquérir une solide instruction, il est pourtant un excès à éviter. Ici, comme dans tout, l'abus est à côté de l'usage; quoique l'esprit de doute soit la condition la plus favorable pour l'étude, il faudrait se garder de porter cet esprit dans l'exercice de la médecine. Ce n'est pas ici le conseil d'un méprisable charlatanisme; mais la confiance que le médecin inspire à son malade, et l'espérance qui en résulte, favorisant la résolution des maladies par les heureuses modifications qu'elles impriment à l'organisme, on doit éviter avec le plus grand soin tout ce qui peut en diminuer la salutaire influence. Or, le public est peu philosophe; il confond sans discernement et le doute du savoir et l'hésitation de l'impéritie.

Nous signalons cet abus du doute, plutôt pour n'avoir pas à nous reprocher une omission que pour donner un conseil que nous jugeons bien nécessaire. L'esprit de notre génération n'est pas tourné vers l'excès du doute. Il faut l'avouer, soit paresse de réfléchir, soit amour-propre, nous sommes enclins au ton tranchant et dominateur; nous voulons avoir toujours raison, nous ne voulons pas souffrir que d'autres examinent nos opinions, et surtout nous avons le grand tort de ne pas nous donner la peine d'examiner les leurs. Nous sourions dédaigneusement lorsqu'on oppose à notre manière de voir une manière différente : nous seuls avons vu la lumière, nous seuls sommes infaillibles.

Pense-t-on qu'une semblable disposition soit bien favorable aux progrès de la médecine? Ne ressemblons-nous pas aux Égyptiens, aux Chinois, qui, persuadés de la perfection et de la supériorité de leurs arts et de leurs sciences, refusaient d'admettre parmi eux les arts et les sciences des autres peuples, et ne sommes-nous pas menacés comme eux de croupir dans une éternelle ignorance? Le véritable moyen de découvrir le vrai n'est-ce pas de ne rejeter aucune opinion sans un examen attentif, et de n'adopter rien sans une mûre réflexion? Gardons-nous de nous laisser influencer par l'autorité des noms, par l'ascendant de l'exemple, par le fanatisme contagieux des génies systématiques; conservons à notre esprit cette noble liberté qui permet au jugement d'apprécier les idées les plus séduisantes, qui ne sont que trop souvent les enfans d'une imagination en délire : mais gardons-nous de présumer tellement de la justesse de notre esprit, qu'après avoir avancé une opinion quelconque, il ne nous soit plus possible de la rétracter. C'est bien souvent cet amour-propre déplacé qui nous empêche de revenir sur des opinions erronées que nous avions émises, et qui nous fait en avancer de plus absurdes encore pour soutenir les premières. Si nous sommes tombés dans l'erreur, avouons noblement notre faute, et, passionnés pour la seule vérité, confessons que nous l'avons méconnue; c'est un des plus beaux triomphes de la philosophie.

Méthode d'enseignement.

La manière ordinaire de procéder nous semble loin de présenter tous les avantages que promet l'enseignement clinique. On ne fait guère, de cette manière, que de la pathologie à l'occasion des malades.

En effet, le médecin ne fait que peu ou point d'observations au moment de la visite; ce n'est que rendu dans l'amphithéâtre, qu'il disserte sur les malades qu'il vient de passer en revue, rend compte de chacun d'eux, fait à leur sujet des réflexions que lui inspirent et qu'il traite du diagnostic, du pronostic et de la thérapeutique des maladies dont ils sont affectés. Mais qui ne voit d'abord que dans cette manière de procéder, on n'exerce presqu'aucunement les sens des élèves? Qui ne voit que ce n'est là que de la théorie à l'occasion des malades que l'on traite? qui ne voit, qu'en rappelant dans l'amphithéâtre les phénomènes morbides des malades, on ne parle qu'à la mémoire des élèves et non à leurs sens. Pour peu que le cours soit suivi, la plupart n'ont point vu les malades dont on leur parle; ce n'est donc là que de la pathologie. Le but de l'institution clinique ne me paraît pas atteint; ce n'est là tout au plus qu'un supplément de clinique.

Je n'ignore pas que l'on a à ces objections une réponse péremptoire, c'est qu'*il n'est pas possible de faire autrement.* Dans les hôpitaux du centre, l'humanité s'oppose à toute autre manière de procéder. Il est en effet des cas où le diagnostic, porté en présence du malade, serait un arrêt de mort; il en est d'autres où le pronostic produirait un résultat aussi funeste.

La fatigue physique occasionnée par une exploration et une interrogation prolongées doivent aussi tourner au détriment du malade; les dissertations auxquelles on se livre en leur présence doivent produire le même inconvénient.

Nous devons avouer que ces raisons sont fondées; mais nous devons dire aussi que les inconvéniens que l'on signale sont plus que compensés par les avantages qui résultent d'un autre mode d'enseignement clinique.

S'il n'est pas de meilleure instruction que celle que procurent les sens, ou pour mieux dire, puisqu'il n'y a pas d'autre instruction, la meilleure méthode ne serait-elle pas celle où les sens trouveraient une application plus fréquente et plus constante. Plus donc on donnera aux sens l'occasion de s'exercer, et mieux on atteindra le but de l'enseignement clinique.

De l'interrogation et de l'exploration du malade.

Un des talens les plus utiles au médecin, est sans contredit celui de l'exploration des malades, puisque c'est par lui que l'on parvient à la connaissance de la maladie, sans laquelle il ne peut y avoir de traitement. On ne peut l'acquérir que par l'exercice le plus souvent répété, on ne peut y parvenir en voyant seulement faire le professeur;

il faut que l'élève s'exerce lui-même. Les premières leçons de clinique devront par conséquent être consacrées à l'exploration des malades, le médecin y exposera le mode d'interrogation qu'on devra leur faire subir; l'ordre et la nature des questions qu'on devra leur adresser. Il leur apprendra d'abord à reconnaître quel est l'organe affecté, si toutefois il en est quelqu'un de lésé d'une manière particulière; plus tard, il leur enseignera à déterminer l'étendue et le siége de l'altération; enfin, il leur fera déterminer la nature de cette altération. Le professeur parviendra facilement et promptement à donner aux élèves ces premières notions, en leur faisant tirer les conclusions qui dérivent immédiatement des faits qu'ils ont sous les yeux.

L'interrogation et l'examen du malade seront d'abord présentés dans leur plus grand degré de simplicité; le professeur devra s'élever ensuite aux difficultés que présente l'exploration des malades, et ces difficultés sont nombreuses.

Il enseignera la manière de reconnaître une maladie chez les individus avec lesquels il est plus ou moins difficile d'entrer en relation; les malades privés de l'ouïe ou de plusieurs de leurs sens, privés d'intelligence, ceux qui se trouvent dans une perte complète de connaissance; les malades qui parlent une langue étrangère, inconnue au médecin, présentent à l'interrogation des difficultés que le professeur exercé apprendra à surmonter; il apprendra à reconnaître le véritable état des malades qui, sous divers prétextes, simulent des affections qu'ils n'ont pas, ou dissimulent celles dont ils sont atteints.

Cette partie du cours est sans contredit l'une des plus importantes, puisqu'elle doit conduire au diagnostic de la maladie, c'est-à-dire à l'appréciation exacte de l'état du malade; circonstance seule, sur laquelle on puisse baser une thérapeutique rationnelle : c'est-à-dire que la vie des malades en dépend!

Nous pourrions donner à ce paragraphe une étendue beaucoup plus considérable; nous avons traité ce sujet important avec assez de développement, dans notre *Cours de Médecine clinique* (tom. Ier, pag. 173). Ce n'est pas ici le lieu d'entrer dans les détails, nous ne devons exposer en ce moment qu'un sommaire.

Le pronostic, et le traitement découlant nécessairement de ces premières connaissances, viendront naturellement à leur suite.

Ainsi donc, dans la première partie du cours, les élèves seront exercés à l'examen des malades; on devra leur apprendre en même temps à recueillir une observation; ce talent moins immédiatement nécessaire que celui d'examiner un malade, de porter son diagnostic, son pronostic et de tirer ses indications thérapeutiques, est pourtant d'une grande importance, puisque c'est sur lui que sont fondés les progrès de la science, et que c'est par lui que l'on peut souvent obtenir des lumières utiles aux malades, en consultant des médecins éloignés.

On devra habituer les jeunes gens à rendre raison de leurs impressions, à ne jamais rien hasarder, à ne se payer jamais d'à-peu-près de probabilités; mais bien à appuyer leur opinion sur les meilleures raisons possibles, à dire sur quelles données ils fondent leur diagnostic, leur pronostic et leur traitement. De cette manière ils prendront l'habitude de ne rien donner au hasard, à ce prétendu coup d'œil médical qui, s'il n'exprime pas la sagacité naturelle du médecin, ou celle qu'il a acquise par un long exercice ne peut désigner qu'une qualité vague, indéfinie, véritable illusion de l'amour-propre, qui favorise au dernier degré la paresse d'esprit, puisqu'elle fait croire à la science infuse; disposition la plus fatale à toute espèce d'étude.

Observations et Tableaux de maladies.

Ce n'est que par l'exercice qu'on peut parvenir à bien recueillir une observation : car, s'il est important d'avoir un ordre, un cadre, pour ne rien oublier, méthode mécanique que l'on peut acquérir dans une séance, il est bien autrement important d'apprécier au juste l'état de chaque organe et de chaque fonction, et de n'employer que des expressions qui peignent d'une manière exacte et précise les phénomènes qui existent, et d'en donner au lecteur une idée rigoureuse. Ce talent si rare et si précieux (puisque le nombre des bons observateurs est si borné), ne s'acquiert pas aisément. Il est en grande partie le fruit d'une heureuse organisation. Cependant le professeur en habituant les élèves à juger avec exactitude les phénomènes des maladies, à ne se servir que d'expressions justes, à n'exagérer et à n'affaiblir rien, peut parvenir à former de bons observateurs; mais on conçoit que cela ne peut être dans les premiers jours d'un cours de clinique; il faut déja avoir acquis une certaine habitude d'observer des malades : aussi ne sera-ce qu'après un certain temps que les élèves devront être exercés à tracer des tableaux de maladies. Nous avons exposé la méthode de recueillir et de tracer une observation dans notre *Cours de clinique*, tom. Ier pag. 211, 2e édit.

Consultations au lit du malade.

Pour habituer ainsi les jeunes gens à rendre compte de leurs impressions, il est utile d'établir au lit des malades de véritables consultations. Trois ou quatre élèves sont réunis autour d'un malade, l'un d'eux procède à son interrogation, après laquelle il porte son diagnostic, etc. Un second est appelé à dire ce qu'il trouve à reprendre ou à approuver dans l'investigation du premier; il admet ou combat ses conclusions; enfin, un troisième et un quatrième sont exercés de la même manière.

On conçoit sans peine les avantages immenses qui doivent résulter de ce mode de procéder; c'est là toute la pratique de la médecine, et les jeunes gens qui se sont livrés pendant un certain temps à ce genre d'études, doivent arriver à l'exercice de leur art avec une habitude et une expérience déja bien grande.

Mais on ne saurait se dissimuler que de graves inconvéniens ne soient attachés à cette espèce d'enseignement clinique. Nous les avons déja signalés. Ce sont la fatigue physique, la fatigue morale, que produit l'investigation, et surtout les impressions fâcheuses que peuvent occasionner sur les malades l'énoncé du diagnostic et du pronostic que l'on porte sur leur état. Mais d'abord, on peut fort bien ne faire subir aux malades qu'une interrogation et un examen indispensables, de manière à n'exciter aucune fatigue ni morale ni physique; en second lieu, on peut dissimuler sous une circonlocution ou sous une expression scientifique ce que peuvent avoir de fâcheux le pronostic ou le diagnostic que l'on veut porter.

D'ailleurs une expérience de longues années m'a appris que les malades ne comprennent pas ce que l'on dit, et le seul inconvénient à redouter, c'est qu'ils comprennent mal; mais dans ce dernier cas, rien n'est plus facile que de les détromper.

Dans le commencement du cours on aura soin de ne présenter que des faits simples et clairs, et l'on s'élèvera successivement aux cas plus obscurs et plus compliqués. On pourra même dans une première partie se borner à l'étude des maladies de quelque organe en particulier, ou des organes contenus dans une cavité, comme les maladies des viscères contenus dans l'abdomen, ou celles des organes thoraciques, puis celles du cerveau.

Nous n'ignorons pas que la nature ne se prête guère à ces sortes de divisions; mais lorsqu'on peut choisir dans un grand nombre de malades, il est difficile de ne pas trouver des exemples suffisans pour fournir aux sujets successifs des diverses leçons.

CONCLUSION.

En résumé, le meilleur cours de clinique est celui où l'on donne aux élèves les plus fréquentes occasions d'exercer leurs sens.

Toutefois cet exercice doit se faire avec prudence et discernement.

On doit y procéder avec le plus d'ordre que la nature puisse permettre.

On ne présentera d'abord aux jeunes gens qu'un petit nombre d'objets, et les plus faciles à saisir.

On ne leur offrira que des faits simples et clairs; puis graduellement on s'élèvera à des faits plus compliqués, plus obscurs; puis aux cas anormaux, exceptionnels; enfin, aux plus grandes difficultés de l'art. Parvenus qu'ils y seront d'une manière successive; ces cas, au lieu de les rebuter (ce qui n'aurait pas manqué d'arriver, si on les leur eût présentés d'abord), exciteront, au contraire, leur curiosité, leur intérêt, et seront saisis par eux avec avidité, condition heureuse pour assurer leurs progrès.

On ne leur présentera d'abord qu'un genre de maladies, celles des organes contenus dans l'une des trois cavités; celle de l'abdomen, par exemple; puis celle de la poitrine, enfin celle du cerveau.

Le professeur, pour ne pas fatiguer l'attention et l'intelligence de ses auditeurs, ne traitera, autant que possible, qu'un sujet à chaque leçon, c'est le véritable moyen de l'approfondir et d'en donner une idée complète; ce qui n'empêche pas d'ailleurs de revenir sur ce même sujet lorsque la nature le présente.

Dans le commencement du cours on se bornera à l'interrogation, à l'exploration du malade.

On apprendra aux élèves: d'abord à dire quel est l'organe affecté: plus tard de quelle manière il est affecté; le siége, la nature, l'étendue de l'altération; enfin, on lui fera tirer son pronostic, et baser son traitement; conséquences rigoureuses de l'investigation du malade.

On exercera les élèves à tracer des observations. Ils devront consigner jour par jour les changemens survenus dans les maladies, et si le malade succombe, ils devront décrire attentivement les altérations organiques.

Dans la dernière partie du cours, pour leur apprendre à s'appuyer sur de bonnes raisons, pour les habituer à rendre compte de leurs impressions, de leurs déterminations, on les exercera à des espèces de consultations, où ils devront émettre leur manière de voir sur l'état des malades, dire sur quelles raisons ils fondent cette manière de voir, et cela relativement au diagnostic, au pronostic et au traitement de la maladie; l'opinion émise par l'un des consultans, sur ces divers points de la maladie, sera discutée successivement par deux ou trois de ses condisciples.

Telle est la marche que nous suivons depuis quatorze ans dans nos cours de clinique, et qui, nous pouvons le dire, nous a constamment réussi. Les progrès que font les élèves sont vraiment d'une rapidité surprenante. Nous avons vu des jeunes gens qui, sans avoir jamais étudié de médecine proprement dite, et sans jamais avoir observé de malades, se sont trouvé capables, á la fin du cours, en faisant l'application de nos principes, de reconnaître la plupart des maladies, de tirer, dans la majorité des cas, les indications thérapeutiques les plus rationnelles, et de déterminer les moyens de les remplir de la manière la plus satisfaisante.

FIN.

PARIS. — IMPRIMERIE DE RIGNOUX, RUE DES FRANCS-BOURGEOIS-S.-MICHEL, N° 8.

www.ingramcontent.com/pod-product-compliance
Ingram Content Group UK Ltd.
Pitfield, Milton Keynes, MK11 3LW, UK
UKHW022130170726
13837UKWH00003B/1477

9 782329 115672